叶 舟 / 著
齐铁雄　白小小 / 主编

三通养生法

三通养生系列丛书

SANTONG
YANGSHENG XILIE CONGSHU

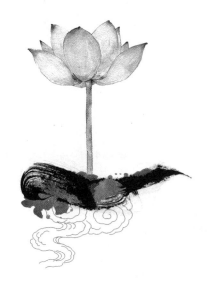

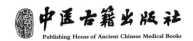
中医古籍出版社
Publishing House of Ancient Chinese Medical Books

图书在版编目（CIP）数据

三通养生法/叶舟著. -- 北京：中医古籍出版社，2021.5
（三通养生系列丛书）
ISBN 978-7-5152-1819-9

Ⅰ.①三… Ⅱ.①叶… Ⅲ.①养生（中医）—基本知识 Ⅳ.①R212

中国版本图书馆 CIP 数据核字（2018）第 234746 号

三通养生法
叶舟◎著

责任编辑	许丽
封面设计	尚世视觉
出版发行	中医古籍出版社
社　　址	北京市东直门内南小街 16 号（100700）
电　　话	010-64089446（总编室）010-64002949（发行部）
网　　址	www.zhongyiguji.com.cn
印　　刷	北京柯蓝博泰印务有限公司
开　　本	710mm×1000mm　1/16
印　　张	16.5
字　　数	238 千字
版　　次	2021 年 5 月第 1 版　2021 年 5 月第 1 次印刷
书　　号	ISBN 978-7-5152-1819-9
定　　价	68.00 元

国医大师代序

101岁的邓铁涛谈养生秘诀

其一，养生首先是养德。

古代学者就曾提出"仁者寿"的养生理论。在道德修养与健康养生的关系方面，我国历史上的许多思想家和养生家都把养性和养德放在养生的重要位置，甚至看成是"养生之根"。

唐代孙思邈《千金要方》就强调："性既自善，内外百病皆悉不生，祸乱灾害亦无由作，此养性之大径也。""百行固备，虽绝药饵，足以暇年；德行不克，纵服玉液金丹未能延年。"

世界卫生组织关于健康的新要领其中之一就是提倡要把修养纳入健康的范畴。因为健康既涉及体能方面，又涉及人的精神方面，将道德修养作为精神健康的内涵。强调了健康的人，或者希望自己健康的人，要注意自身道德的修养。善良的品行、淡泊的心境，才有利于维持良好的心态，保持心理平衡，健康长寿。

其二，注意养神，调节七情。

心藏神，为一身之主。《素问·灵兰秘典论》指出："主明则下安，以此养生则寿，殁世不殆，以为天下则大昌；主不明则十二官危，使道闭塞而不通，形乃大伤，以此养生则殃，以为天下者，其宗大危。"所以保养心神是养生之要义。要保养心神，首先要重视七情的调节，勿使太过，才能使全身的阴阳得以平衡，达到"正气存内，邪不可干"的境界。

这是养生防病的大前提。中医强调七情内伤是疾病主要病因之一，如过怒则伤肝，情志失节，心情失畅，恼怒与精神紧张，都足以伤肝，可出现肝阳过亢的高血压。肝阳过亢的继续发展，则可以化风、化火而出现中风症候（脑血管意外）。忧思劳倦伤脾或劳心过度伤心，心脾受损，久则可导致痰浊上扰，抑或心脾失养气血失畅而冠心病遂生。

心胸豁达少动怒。所谓"七情"就是喜、怒、忧、思、悲、恐、惊。调节七情要逐步做到心胸豁达，所谓"海纳百川，有容乃大；壁立千仞，无欲则刚"，这样才能保持内心平静。我一生较乐观，爱开玩笑，也很少动怒，"发怒是对自己的惩罚"。

其三，珍惜精气，节制色欲。

《内经》早就指出"醉以入房"的弊端。历代医家也反复强调保养肾精的重要性，如元代朱丹溪的《格致余论》就专门为此撰写了《色欲箴》。肾藏精，为先天之本。精是人体赖以生存的高级精微物质，肾气充足，精充则体健寿长，肾气亏虚，精耗则体衰而不能尽其天年。倘不知爱惜，那么尽管有很好的营养和优越的生活环境，也不能健康长寿。历代帝王的寿命史就可以说明这个问题。据说清代乾隆皇帝之所以长寿（89岁），全靠御医教他"远房闱，习武备"之故。如果只讲习武，不注意保精，长寿也是不可能的。

其四，保护脾胃，饮食有节。

肥甘厚味常为致病之源，过饥过饱易伤脾胃之气。脾胃一伤，则诸病丛生。元代李东垣著《脾胃论》，论述至为深刻。中医素有脾胃为后天之本一说，因此必须注意饮食有节，保护脾胃之气。即便有病，亦宜以食疗之。食疗不愈，然后用药，总以不妨脏腑为贵。

所以"善治病者不如善慎疾，善治药者不如善治食。"许多高龄老人的饮食习惯证明，饮食清淡适时是一个重要因素。现在防治冠心病十分强调少食高胆固醇食物，以免引起动脉硬化，这是有一定道理的，但也不能机械看待。有些人虽然尽量少食或不食这一类食物，但胆固醇仍然很高，这就要靠体育锻炼来帮助解决问题了。

其五是重视运动，勿使过度。

提倡体育运动以增强体质，从而达到却病延年的目的，在我国是古已有之。汉代华佗在论五禽戏时指出："人体欲得劳动，但不当使极耳。动摇则谷气得消，血脉流通，病不得生。"虽说"生命在于运动"，但"不当使极"很重要，这是句关键性的话，对体弱者来说，尤须予以足够的重视。

运动的种类很多，从传统的角度来看，可分外功与内功两大类型。体操、跑步外加拳术之类，比较使用外劲的运动属外功，五禽戏、太极拳、八段锦之类属内功。

若以强壮身体为目的，则内功、外功均可；如从养生角度来考虑，尤其是对老年人来说，则以内功为好。内功用意不用力，以意为主，以意引气，以气运肢体，不偏不倚，不会伤气耗血。能持之以恒，则气血流畅，体力日健，精神日充，达到健康长寿之目的。

其六，学会打坐，邪不可干。

即通过静坐、入定、冥想等方法使自己获得内心的平静。打坐的要点是：双腿交叉盘坐，上身自然放松，头位正直，自然闭目，含胸拔背，两手置于腹前相互轻握，也可双手自然垂放于两腿上，上半身稍向前倾。舌尖轻抵上腭，自然闭口。坐正后，全身放松。不加意念，约50次呼吸即可。晨起、入睡前或在旅途奔波中都可用此法助安神。练太极拳与八段锦也能使心境平和。

《素问·上古天真论》说："恬淡虚无，真气从之，精神内守，病安从来？"即是说做人要胸怀广阔，不患得患失，使精神经常处于稳定的状态，疾病就不容易发生了。这是养生防病的大前提，是延年益寿的指导思想。这些二千年前的理论是十分正确的，直到今天仍然值得我们重视和继承。

总之，健康是人生最大的财富。一个人拥有健康，未必拥有一切；但是，假如失去健康，必定失去一切。因此，健康既是最寻常的资源，也是最稀缺的资源。

俗话说："自古名医多长寿"。其共同的体会是：饮食有节，起居有序，适度锻炼，动静结合，心胸开阔。希望"国医大师"的养生经验，能让更多人走进健康的殿堂。

是为序！

序 1

心灵紊乱是导致一切疾病的根本原因

心灵紊乱是导致一切疾病的根本原因

科技在想方设法拉开人与人之间的距离，而道德却在千方百计地缩小人与人之间的距离。人类的短视杀人，比缺德杀人不知要多多少倍。养生观、疾病观里的短视无处不在，无数"大师们"抱着狭隘的观念还在洋洋自得，自吹自擂，许多医生每天都因为无知而在合法"杀人"。

人类找不出绝症的根本原因，我认为是思维的局限，是视野狭窄、近视、肤浅的结果。西医头痛医头脚痛医脚，就是代表。身体有病，不从心理找原因，更不从精神信仰上找原因，只一味地局限于肉体原因，这不符合我们最近发现的关系宇宙的世界观、人生观、健康观、疾病观。因此，要想彻底找出绝症的原因，就得从身心灵整体医学的角度开始，就得拓宽视野，研究社会问题和宇宙自然问题，否则，就不可能高屋建瓴、整体施治。今天，医学要出大师，往大处说，就得研究宇宙、社会和人生，往小处说，就得研究身心灵。

中医的哲学基石是天人合一，还是辩证统一，还是天人合一下的辩证统一？这个问题是许多名医都没有搞清楚的。为什么扯不清？因为他们头脑里没有正确的天人合一世界观。天人合一讲的就是关系宇宙。用"关系宇宙"的全新世界观来看待疾病，就没有内外因之说，宇宙间的一切要素都可以映射到身心灵之中，都会影响身心灵的健康，都可能直接或间接导致生病。研究身心灵与疾病，也就是研究宇宙与人生。天人合一关系是强调整体关联性，辩证关系是在整体关联宇宙前提下宇宙万象运动的动力系统，两者一个是侧重宇宙观，一个是侧重宇宙运行的动力系统。其实，研究疾病，仅仅研究这两种关系还不够，还得研究宇宙运动的层次关系，因为层次关系才能解决运动方向的问题。

在国家图书馆读书十年，我几乎翻遍了陈列的所有医学著作，没有一个人这么说，而事实是，这更符合科学逻辑推理，故在此首次大胆推出。

研究疾病，就得首先研究三种基本关系——因果关系、辩证关系和层次关系。许多名医只研究狭隘的辩证关系，而不研究广义的因果关系，要知道，许多疾病与社会进步直接相关，许多新的绝症，就是人类进步的副产品。

身心灵三位一体，其中一个要素发病之后，必然会引发另外两个要素得病。这三者之间究竟谁是发病的根本原因呢？如果找不出根本原因，那治病就会杀人。许多人其实并不是病死的，而是庸医"努力"治死的。因此，一个称职的医生，首先就得弄清楚身心灵三者的内在逻辑。

肿瘤的发病过程是癌细胞的异常增生——异常增生的原因是组织细胞基因分泌的细胞不成熟，不具备正常的细胞功能，不能实现人体组织正常的功能和目的，于是人体的机能会条件反射传导给组织细胞基因，使组织细胞基因加速分泌。组织细胞基因还没有成熟就提前分泌出去，而这些分泌出来的新细胞带有严重的缺陷性。随着"缺陷性细胞"分泌越来越多，自然就会形成肿块，越堆越大。医学上把"缺陷性细胞"的堆积物叫作肿瘤和癌症。也就是说，肿瘤和癌症，实际上是"缺陷性细胞"堆积的结果。

为什么会不断造出假细胞、造出缺陷性细胞呢？首先是中枢神经功能紊乱，而后导致各子系统组织紊乱，负责造新细胞的组织错误地解读了"基层需要"，或者是某些有问题的自卑的人体组织用加速繁殖细胞堆积细胞的形式追求盲目自大的结果。正如自卑的人更想通过显示强大来获得他人的认同一样。

肿瘤和癌症为什么会死人呢？因为堆积的"缺陷性细胞"是人体内蛋白质的堆积。大量蛋白质在转化过程中被丢失，导致人体不断衰弱，加速病情的恶化。随着体内营养元素消耗殆尽，肉体就会如油干灯灭般死去。

具体来说，"缺陷性细胞"的形成，是人体的组织细胞基因造假，而人体的组织细胞造假又是受人体末梢神经指挥，而人体末梢神经又是受人体大脑皮层细胞指挥。人体的脑细胞在过度兴奋时和过度疲劳时，会造成脑细胞的功能紊乱，而大脑细胞功能紊乱时，就会造成人体末梢神经功能紊乱，而末梢神经紊乱，就会使细胞基因功能失调，产生"缺陷性细胞"。

假货是社会的癌症，假细胞是肉体的癌症！

"缺陷性细胞"出现在人体的什么部位，就叫什么癌症，如出现在肝上，就叫肝癌；出现在肺上，就叫肺癌；出现在胃上，就叫胃癌；出现在大脑里，就叫脑肿瘤；出现在血液系统中，就叫血癌（白血病），等等。

《内经》一书说："悲哀忧愁则心动，心动则五脏六腑皆摇。"人的情绪一来，心气、心神就会立即失常，就会波及五脏六腑。元朝大医罗天益在《卫生宝鉴》中说："心乱则百病生，心静则万病息。"《素问》中说："得神者昌，失神者亡。"《寿世保元》一书的作者龚廷贤说："惜气存精更养神，少思寡欲勿劳心。"这些大师都在说，紊乱是一切疾病的总根子。

为什么要立信仰？

立信仰的目的是为了让灵魂安静，灵魂一旦安静，心理就不打妄想，心不动，五脏六腑就不会摇动，百病就不会产生。佛家的坐禅，道家的静心，儒家的知止，对身体来说，都是在根上养生。相反，一个没有信仰的人，今天信这，明天信那，自然就会心旗摇曳，百病丛生。

老子云："心善渊"，即心胸要善于保持沉静，不可大喜大悲，这样就符合养生之道。诸葛亮在《诫子书》中也曾写道：非淡泊无以明志，非宁静无以致远。可见古人十分讲究保持平静的心态，不以物喜，不以己悲。平常心是一种恬淡洒脱、气定神闲的心态，它既是"宠辱不惊，闲看庭前花开花落；去留无意，漫随天外云卷云舒"的惬意，也是"竹杖芒鞋轻胜马，一蓑烟雨任平生"的超脱。处变不惊、不随物悲喜的超脱人生观，是我们在纷纭变幻的世事中努力追求的，也是最难得到的。

另外，神经免疫学的研究也显示，大脑意识可以调节免疫功能，意识可以刺激神经，神经系统可以释放多种物质，如神经介质、神经激素和神经肽，这些物质可以直接提供人体免疫力。人体就像一个化工厂，你有怎样的心情，身体就进行什么样的化学合成。

人体的内在环境必须保持稳定、平衡，人才会健康。若中枢神经系统功能发生紊乱，使肌体内环境的稳定和平衡遭到破坏，从而引起代谢紊乱，就会生出各种疾病。一个人的精神状态如果不健康，多愁善感、郁郁寡欢、患得患失、斤斤计较、心绪不宁，则整个机体的生理功能就会发生紊乱，就会导致百病丛生。

那么，要想从根本上改善癌症及心脑血管病等重大疾病，那就得从信仰开始。具体依如下逻辑，才能养生和预防各种癌症等重大疾病。

第一步：立信仰——追求必须单一，精神必须圣洁安静；

第二步：通心理——情绪必须平静，智慧必须通达纯净；

第三步：平肌体——营养必须适量，毒素必须排除干净。

信仰，绝大多数人都认为，绝症与信仰缺失或紊乱无关，绝症只与中医讲的内伤七情、外伤六淫等有关，只与西医讲的病毒有关。其实，持这种想法是不对的。真理都是发展的，今天科技发达，我们完全可以从内伤七情、外伤六淫、病毒之说中，进一步进行研究，得出更为根本的发病原因。目前，全世界都在为之奋斗。

今天，"大城市病"已成全球难题。环境恶化、人口剧增、交通拥堵、房价虚高、就业困难等等，都可以算得上是城市病。而在所有这些表象之下，人们往往忽略了上述种种带给人们——不仅仅限于城市居民——的巨大心理冲击。在生活的重压之下，人际关系的防范、疏离与冷漠，给许许多多的人，尤其是青少年带来了极大的心理伤害。

我们经过十年系统研究得出——许多癌症都是由于神经末梢紊乱而导致细胞基因功能失调，而后生产出半成品的细胞导致癌变。而导致神经末梢紊乱最根本的原因是信仰缺失或信仰杂乱。

古人云：心不定，意不坚，智不达，则情绪紊乱，百病丛生。信仰一缺失或杂乱，就会导致心理紊乱，情绪失衡，用脑过度，智力受阻，气血耗尽，神散人亡。相反，一个人如果信仰单一、专注，就会处乱而不惊，就会心平气和、从容淡定、静如止水，活在当下，生在道中，无为无不为，身心灵平衡健康。

《黄帝内经》上说："恬淡虚无，真气从之，精神内守，病安从来。"

如果情志恬淡，思无邪，真气的运行就会正常，反之，情志过激，就会影响到真气运行。气为血之帅，气行则血行，气滞则血滞，血滞则百病生。当人处于一种"恬淡虚无"的状态时，人先天被赋予的"真气"就会随着指挥它的"神"去运作，即"从之"；如不服从擅自"开小差"，"正气"不在岗，则"虚邪贼风"这种负面能量就会乘机而入。

《黄帝内经》上还说："风者，百病之始也。清静则肉腠闭拒，虽有大风苛毒，弗之能害。"可见思想上宁静无虑，不仅使精气内藏，意志平和，还能使人体正气充盈，肌腠固密，即使有很强的致病因素作用，也不能侵害人体。体现了精神宁静在抵御外邪，预防疾病中的作用。

保持思想"清静"的重要方法是凝神敛思。《医钞类编》说："养心则神凝，神凝则气聚，气聚则神全。若日逐攘扰烦，神不守舍，则易于衰老。"凝神敛思，精神静谧，不仅有利于工作和学习，而且可以排除杂念，驱逐烦扰，使机体处于正常的生理状态。反之，"多思则神殆，多念则志散，多欲则志昏，多事则形劳……""百忧感其心，万事劳其形，有动乎中，必摇其精。"

静心养神必须减少名利欲望。《素问·上古天真论》认为："志闲而少欲，心安而不惧，形劳而不倦，气从以顺，各从其欲，皆得所愿"，就可"年皆度百岁而动作不衰"。如果一个人斤斤计较，患得患失，孜孜汲汲，唯名利是务，久而久之，必会损伤心神，影响健康。

健康的根本在心，一切法从心起，心静则身静，治病首先治心，清净心从定中来。心定则气顺，气顺则血畅，气顺血畅则百病消。动物靠自己治病，人体更是比动物完美，更能预防疾病治愈疾病，外因只能起辅助作用。

人体的健康需要两个基本因素：一是足够的气血；二是通畅的经络。通畅的经络需要清净心，而一切七情六欲都会破坏清净心，从而破坏经络的正常运行。

人生最忌讳的就是一个乱字，心一乱，对外就一团乱麻，没有头绪，万事不成；对内则干扰气血运行，气血运行失常就会导致机体紊乱、系统紊乱、细胞紊乱、基因紊乱等，就会生出许多意想不到的疾病。乱是多病短命的根本原因，如果我们平时不能修身养性，不能心平气和，生病是必然的，不要有侥幸想法。都知道，发怒伤肝，多食伤脾胃，劳虑伤神，多淫伤肾。有伤则肌体虚弱，体虚则外邪侵入，就为下一次生病埋下了伏笔。不过，我们同时也应该知道，五志能生病，也是能治病的。

古之欲长寿者，必先除病。欲求除病，当明用气。欲明用气，当先养性。养性之法，当先调心。调心之本，在于静定。心定神宁，百病不生。心神不定、性情急躁，为致病致死之总因。佛陀说：贪嗔痴为百病之根。很多重病或绝症，都只有一个理由——恨。当我们把恨消除了，病很快会自然消除。这世间最难解脱的是绵延不止的恨，因有解不开的恨，才会有不治之症。

静坐有利于养心治病，人在生病的时候，最忌讳嗔恨心升起。心有两种，一是真心，二是妄心。真心是水，妄心是波，波因风动，风不止，自然波不会停，而水不动。

总之，静，从近处说，有利于身体各器官休息，血流血压平稳、代谢缓慢、减少热量消耗、少生疾病，增强免疫力；从远处说，能节制性欲和吃喝玩乐等各种不良嗜好。

精神内守——与其对应的是精神外露。其中精外露：包括漏精（滑精、遗精、意淫等等）失精（男性易理解；女性为各类阴道分泌物，流产是最大的失精，等等）体液流失（拉肚子、尿血、尿蛋白、尿糖、冷汗、盗虚汗、大汗、类似人命终结时的"汗出如油"、流脓鼻涕、流口水、流血等等），一般来讲，没精的人首先是眼睛没神（或漏神），其他表现，如脸色发黑发痨，好像蒙着一层灰；所以需要进"补"（补漏）。与神的内守相对应的是"漏神""失神""心不在焉"等，初期会影响情绪（如：难以"聚精会神"——注意力极难集中；"心神不宁"——强迫状态；神不守舍——焦虑、坐卧不安；失魂落魄——抑郁；魂飞魄散——恐惧状态；"失神"——目光呆滞的木僵状态；"神出鬼没"——幻觉或妄想，等等心理问题），后期会伤神（严重的精神疾病：精神分裂、多种人格、身份识别障碍"我是谁？"等等）。《内经》云：静则神藏，躁则消亡。《寿世传真》说：心不内守，则气自散，神自乱，精自耗。清代名医马培之也说：心有所思，则精有所耗，神无所归，气无所附，百病生焉。

人生的一切事业，皆以精神为根本，而精神的强弱，全赖心神之静定不乱。人在松静的状态下，慢慢地深呼吸，就能体会到人与天地精微之气的交换。

病安从来——做到精和神内守，一是有积累（仓库里面有粮）"养精蓄锐""神采奕奕"；二是神在自我的体内，反应很快"有如神助"，强力查杀病毒（如：病毒、细菌、虚邪贼风），可马上就把它赶出去了（立即启动自免疫系统）；怎么可能得病呢？

发病，内因是根本，外因是协助。心乱百病生，气定百病息。寡欲为强身之根，静心为养生之本。心平气自和，气和体自健。心平气定，体安神闲。

一个人信仰出了问题，就必然导致心理疾病丛生，进一步导致身体疾病丛生，因为失去信仰就失去了灵魂对肉体的管理权，就会任由头脑杂念丛生，肉欲疯长。因此，要想管住肉体，管住情绪、情感和情智，就得导入坚定的信仰。今天，中国物质财富的生产的确进步了，但却是以丢失精神信仰为前提的。清醒的人都知道，这是迫不得已和得不偿失的。正因为如此，今天社会才会有如此多心理疾病患者在危害社会，有如此多人得了绝症。

治癌的最好方法——让生命具有单纯的指向性。什么叫单纯的指向性？既然人体里的所有细胞，都含有癌基因。当生命的自组织能力有序的时候，细胞的癌基因就会老老实实地服从管理，"努力工作"。但是，由于某些条件的刺激，例如心情郁结、空气污染、饮食不洁、工作劳累、思想混乱等长期干扰，使生命的自组织能力失序，癌基因就会发生管理失控和异变。这时候，就是人的生理或心理上产生一定的错误指向性。也就是部分细胞的癌基因指向癌变,而不像正常时候那样了。

信仰是人生具有指向性,是情感具有指向性,是智力具有指向性,自然也会使机体的组织细胞具有指向性。一个人只有首先解决指向性问题,才能彻底解决生病问题。

有信仰,心才会静、定、安;有信仰,才能去名利、除喜怒、制声色、绝滋味、养精神。此五点就是嵇康讲的养生五难,也是道家无为养生的精髓,完全符合道家的"少私寡欲","致虚极,守静笃","清静为天下正"等核心观点。养生专家陶弘景说:"静者寿,躁者夭"。

一个人得了绝症,要想从根本上改善,就得从精神开始,转而对心理进行改善,最后才是改善身体疾病。于是才有了"上医治灵魂,中医治心理,下医治肌体"之说。一个人如此,一个民族,一个国家,乃至人类,都莫不如此。

我有一个阶段接触了许多癌症病人,我在与他们深度沟通时,发现有一种比肉体癌病更可怕的、看不见的心灵心理癌症,早已在他们身上根深叶茂、根深蒂固了。如果不将那灵魂深处看不见的癌症首先清除掉,那么肉体癌症是很难治愈的。然而,许多医生都不重视无形的癌症,只重视看得见的有形的癌症。

无形的癌症随时可能通过不同形式表达出来,造成我们难以摆脱的困扰,造成生活、事业上的癌变。

医生治病亦是如此,上医比的依然是人生境界,因为上医治病首先活心灵、再心智、再心情,最后才是肉体。因此,一个病人落到什么级别的医生手上,有时候就决定了他的命运是提升,还是走向死亡。

序 2

中医养生的目的就是养通，通则长命百岁

中医养生的目的就是养"通"

伟大都是从窄门走出来的，辉煌都是从苦难中走出来的，好东西都是琢磨出来的。儒家的格物致知，佛家的参话头，都说明专注一事追根求源的必要性。

一位中医师若不能究天人之际，穷万物之理，通古今之变，就不可能集百家之长，成一家之言，更不可能成为一代名医、圣医。

以我八十年对养生治病的琢磨来看，中医养生的目的就是养通，通则长命百岁，不通则百病丛生。通和养生的关系是"通则不痛，不通则痛"。

"通"是中医的精髓，也是中国文化的精髓。中医师若能参透这个"通"字，就把握了中医的核心，就能医治百病，就能益寿延年。

"通"有三个层次，具体分身心灵三通，一处不通，就会生病。传统中医习惯于把心理通和心灵通合并为一个"心"问题去解决，这种合并有利于简化问题，但不利于从根本上彻底解决问题。历代大师级的中医师都会把心灵问题灵魂问题从笼统的"心"问题中剥离出来加以高度重视，因为他们知道，心灵问题是更高级别的问题，许多绝症如果不首先解决心灵问题，就不可能解决心理问题，更不可能解决身体问题。

"通"，相对于身体来说，首先就是要保持经络的畅通，气血的畅通和五脏六腑的畅通。经络是我们人体的交通运输线，穴位是这些运输线路上的交通站、物资储藏库，气就是交通运输线上的运输工具，血就是运输工具上装载的运往各地的各种物资。

经络出了问题，我们会感觉肢体麻木而疼痛，某一个穴位卡住了，我们会感到活动不便或肢体运动失灵而疼痛，气血不畅通，我们就会感到胀闷而疼痛或刺痛（或是得高血脂、高胆固醇、高血压、冠心病或是脑血栓等疾病）。

"通则不痛"，如果我们的经络气血畅通了，我们就会感到身心舒畅，那么身体的各个器官就会各司其职、各尽所能的正常发挥它们的职能和作用。

身体通对于健康长寿是十分重要的，是必须的。

西医其实也讲通，但他们问的问题比较具体，如要不要保持呼吸系统、消化系统、泌尿系统的畅通呢？答案是肯定的。但是这是西学的分类，中医没有这种分类。中医认为肺、肾统管呼吸（肺主气、司呼吸，肾主纳气），由肝胆脾胃肠共同完成消化，由肾和膀胱负责完成泌尿系统的工作。

对于人体来说，只要经络气血运行通畅了，各个脏腑、各个器官的经络气血运行通畅了，这些呼吸道、消化道、尿道就会运行畅通。如果各个脏腑经络气血运行不畅，就会造成堵塞、闭塞、瘀滞、淤积、痰聚、结核、结石、潴留、梗阻、硬化或钙化，反过来这些疾病又可造成经络不通、气血瘀滞。

所以，各个脏腑器官的经络气血都要畅通无阻，载荷要维持平衡，只有这样，人体的各个脏腑器官，才能发挥它应有的作用和职能，完成各自的任务和使命，人体这个大机器才能正常运转，才能达到一种健康无疾的状态。

养生从"通"说起，我们最容易理解和接受，因为离我们最近的就是身体。身体有哪些地方会出现不通？首先就是六腑。《内经》上说，六腑传化物而不藏，以通为用。六腑就是人体的"交通要道"，如果这些"交通要道"堵塞了，那身体肯定出毛病。

人生可以说有许多工程，但身体是本钱，德智皆寄于体，健康工程是人生最大的工程。古人说："血是一盘龙，气是一只虎，血不走生疮，气不走生病。"中医学认为，我们身体里的经络、六腑、关窍，乃至于毛孔都要保持通畅。道家主张打通任督二脉，《黄帝内经》云："六腑以通为用。"不仅人体的每一处角落要彼此畅通，就是与外界的环境也要畅通，天人一体，保持自然。

李时珍的《奇经八脉考》很值得一读，奇经八脉乃养生大道之根本，元气产生之源头，人体运化之源泉。但是，八脉经气不能自然连接，闭而不通，只有冲开八脉，才能青春焕发，延年益寿。鹿运尾闾，能通督脉；龟纳鼻息，能通任脉。在养生上，人类完全可以向动物学习。

华佗创造五禽戏，呼吸为主，运动次之，采用虎、鹿、熊、猿、鸟的动作，通过意通和气通，达到打通经络的目的。可以说，人体本身就是一个通透的世界，与万事万物联系也应该是往来不穷，易曰，"往来不穷谓之通"，通者，畅通也。我们认为，许多人之所以不能健康长寿，就是因为身体不通之处太多，只要处处打通，往来不穷，何来疾患缠身？

"通"体现了针灸治病的根本原理。针灸治病的基础是经络，经脉以通为畅，经脉通则气血和，就不会有病；如果经脉不通，就会百病丛生。针灸治病的关键在通经络，活气血。许多疾病的发生，大都是这一生理功能被破坏所致。《素问》说："血气不和，百病乃变化而生"。

养生治病的根本宗旨就是通。正如虞抟《医学正传》所说："夫通则不痛，理也。但通之之法，各有不同，调气以和血，调血以和气，通也；下逆者使之上行，中结者使之旁达，亦通也；虚者助之使之通，寒者温之使之通，无非通之法也。若必以下泄为通则妄矣。"

通的动力是阳气，阳气就是生命力

平时所说的生命力是一种什么力呢？我认为"生命力"三字中最关键的是"生"字，"生"是无中生有，"生"是由小到大，"生"是发展成长，这里面的核心推动力可以表达为阳气。生命就是一息真阳一息命，生命就是一团火。真阳不足就生病，真阳耗尽就没命。

身体哪里阳气不到，就会生出各种疾病；心理起心动念阳气不到，就会滋生心理疾病；精神一刻没有信仰和追求，灵魂就会萎靡堕落！

万物生长靠太阳，生命生长靠真阳。阳气就是一切生发的动力，就是万物进化的动力，就是一个人能否有所作为的动力。身体要健康长寿，靠阳气；心理要快乐开心，靠阳气；心灵要有寄托归属，靠阳气。平时我们强调的积极思维、正念、主动、阳刚、进取、努力、挺进、担当等，都是靠阳气推动。总之，身心灵的一切生发，无论用什么词表达，其本质都是阳气推动。

阳气和阴气的关系是什么？

一是阳主阴，阳领导阴，阳带动阴，而不是相反；二是在阴阳互动中，并不是阴阳各占百分之五十，一半对一半，势均力敌，互相制约；三是养生治病，主要从阳气入手，补阳、温阳、调阳、救阳、固阳，把阳气放在首要位置。否则，就不可能迅速把病治好，就起不到养生长寿之目的。

彭子益终其一生写的《圆运动的古中医学》一书，是一部相当伟大的中医著作，被当代传奇老中医李可先生称之为"中医复兴之父"，书中的核心思想就是讲——中气。中气是什么？是体内圆旋之气，是一身气机升降出入的总动力，总开关。认识生命和学医，若能先从中气学起，自然一本万殊，头头是道，万殊一本，滴滴归元。

传统中医讲元气，元气怎么来的？也是由最初的中气转化出来的。最初，父母经血和合旋转，整合物质、信息和能量产生生命，产生最初的中气，即生命最初的元气。每个人的先天元气是有限的，是递减的。因此，小孩子的元气是充沛的，是纯阳的，是高浓度的，故气血旺盛，血脉流畅，充满生机与活力，喜运动，容易饥饿；老年人中气旋转缓慢，故血脉变缓，生命衰败，功能退化。

中气=后天脾气+先天肾气（元气一部分）=本气。中气出于元气，入于元气，元气是能量、信息、物质的中心，是个体重力场的中心，如宇宙之黑洞。常言道，人活一口气，人体运动的根本动力即是中气和元气。中气寄于脾胃，中气虚，则脾胃运化迟滞而纳差。大小肠亦属脾胃消化系统，中气弱，则降机弱，故便秘。

人体几乎所有的疾病，都可以归结为本气自病。

养生就是养身、心、灵三通

当然是用三通法将之打通。身心灵如果堵塞了，中医一般有三种方法可以打通，一是排污法，疏通淤泥；二是供补法，提供能量，加大推动力，三是调和法，调匀身心灵的物质、信息和能量。

三通=供+排+调

三通的对象就是身、心、灵；

三通的方法就是供、调、排。

供不足=供物质+供能量+供信息；

调平衡=调物质+调能量+调信息；

排多余=排物质+排能量+排信息。

生命是一个流动的世界，无时无刻不在和关系宇宙的动态进化世界进行物质、能量、信息的交互和激荡，无时无刻不在共生、和谐地推进天地人等宇宙万物的演进。

病多气滞，法用三通。三通是指打通一切身心灵疾病的方法和技巧。

"病多气滞"：不同疾病的病因有内伤、外感、七情、六淫，还有饮食劳倦、跌打损伤等导致的堵。当人体正虚或邪实之时，致病因素干扰人体的正常功能，便会主现经络不调，气血瘀滞的情况。经络是病邪由外入内的通道，具体表现为相应经络不调，气血运行不畅。随着气血的运行，病变由浅入深，进入脏腑。总之，疾病皆因气血不通产生。《素问》指出"血气不和，百病乃变化而生"，孙思邈在《千金方》中说"诸病皆因血气壅滞，不泻宜通"。

法用三通：中医打通堵滞的方法、技巧很多，最常用的方法有"中医八法"——汗、下、和、吐、温、清、和、补等。其实，我认为这八种方法只能算是技巧层面的总结，只是术的多种展示。我认为这八种技巧还可以进一步提炼归纳为更有逻辑的三种方法，这三种方法就是——供、排、调。有病就是不通，就是堵。

三通法的目的就一个——通。《易经》上说，往来不穷谓之通。通者，畅通也。化用在日常生活中，我认为，大多数人不能健康长寿，最大的原因就是身心灵到处都有结，都不通。

因此，我认为中医养生治病的方法就三大招：

中医三通法=供补法+排泄法+调和法。

下面我们再次解读一下《黄帝内经》一书中的养生三大原则：

原则一：清积——排——降其浊；

原则二：和中——调——顺其性；

原则三：养元——供——养其真。

《黄帝内经》是一部理论性极强，内容异常丰富、全面的医学巨作。但纵观全篇，真正涉及内服的治疗方剂则数之寥寥，可是在针砭外治方面，预防养生方面却占有很大的篇章，尤其是提出的清积、和中、养元三原则更是精辟绝伦。

首先讲"清积——排"。

今天，许多人身心灵都瘀堵，因此百病排为先。只有先排清了经络中的"淤泥"，身心灵才能全面受补。这正如一台运行的汽车，时间长了就要清洗油泥、飞尘、垃圾等，再添上机油，这样开起来就能省电省能源。人亦如此，一个人肝内堆积了许多用不上的"油"，这些"油"由于没有及时清理，逐渐堆积，而且越积越多，以至于干扰了肝的正常"工作"，最后就形成了脂肪肝。如果脂肪肝没有得到及时治疗，病变的范围就会很快扩大，就会波及附近的其他器官，正所谓"城门失火，殃及池鱼"，屋漏又遭连阴雨，一处不通，就会导致处处不通。

中医有个概念叫"积聚"。积聚分为：气积、血积、食积、酒积、痰积、肉积、水积、乳积……这些积滞犯于经络则经络湮瘀，犯于血脉则血脉阻塞，犯于五脏则五脏受累，犯于筋骨则筋骨获殃。

究其积聚的成因，中医认为有外因和内因两大因素。所谓外因，中医认为是"风、寒、暑、湿、燥、火"等外邪的侵害；所谓内因则是暴饮暴食等不良生活习惯造成营养过剩、运动量减少使营养物质不能消耗利用而积存体内、或因情志抑郁造成阴阳代谢失衡、有毒物质和惰性物质不能及时排泄而滞留体内，这就是造成积聚的主要原因。

中医认为，风为百病之长，积为百病之源，先积而后着风。我们不妨结合积聚的成因来看一下现代疾病及亚健康症候群中没有一个不与积聚有直接因果关系，故有十人九积之叹！庆父不死，鲁难未已，积聚不除，人何以堪。《素问·汤液醪醴论》针对上述"嗜欲无穷，而忧患不止，精气弛坏，荣泣卫除"的普遍现象，响亮地提出了"清积"这个典型的调治原则,用清泻祛积的方法,疏通洗涤脏腑血脉,这样才能达到精神自生,形体自盛,骨肉健壮,健康长寿的目的。

其次讲"和中——调"。

和法是中医养生的重要原则,《内经》指出,无疾者求其藏,药以祛之,食以随之,和其中外,可使毕已。大意是:由于积聚糟粕长期盘踞在人体内,会给各脏腑功能造成一定的损害。如同盗贼潜入家中,必先开门驱贼,就是先以药祛积,无积后当求其藏,食以随之,以食疗调其肠胃,和其中外,修复藩墙,方可万事大吉。"中"从广义讲,泛指体内腹腔,有"中府""中州"之谓;狭义讲,指的是脾胃或消化系统。中医对脾胃及其功能高度重视:"脾胃者后天之本",认为人的健康长寿与否,根本取决于脾胃的壮旺与否。再者,脾胃为人体营养敷布的总枢机关。《素问·经脉别论篇》指出:"饮入于胃,游溢精气,上输入脾,脾气散精,上归于肺,通调水道,下输膀胱,水精四布,五经并行,合于四时五脏阴阳,揆度以为常也".由此可见,脾胃不但吸收水谷精华,分布人体所需营养,而且还有统调脏腑阴阳,经络血脉的关键作用,中医所说的"得胃气者生,失胃气者死"就是这个道理。从这上面看,调理脾胃、和其中外的养生原则就显得尤为重要了。从某种意义上来说,生命的本质在于和解,而不在于对抗。

最后就是"养元——供"。

元气是人们安身立命,健康长寿的总宰,是人体精、气、神统摄的总汇。清代医学家徐灵胎这样描述说:"元气者,视之不见,求之不得,附于气血之内,宰乎气血之先,其成形之时,已有定数",并说:"无火而能令百体皆温,无水而能令五脏皆润,皆赖此也"。这就是说,元气是人的生命之本,生命之源。虽然元气看不见摸不着,但它却是实际存在的,并且对人的身体健康,寿命起着决定性的作用。他还把元气对于生命比喻为薪柴与火的关系:"譬如置薪于火,始燃尚微,渐久则烈,薪力即尽,而火熄矣。其有久暂之殊者,则薪之坚脆异质也",大意是:生命的长短,取决于元气的盛衰,就像火燃的久暂,取决于薪质的坚脆是一个原理。谈到养,很多人认为养就是补,这是一个误区。养和补是不是同一个概念？并不尽然。

《内经》里明确讲道："夫经络以通，血气以从，复其不足，与众齐同，养之和之，静以待时，谨守其气，无使倾移，其形乃彰，生气以长，命曰圣王。"就是说养是有前提的，必须先清除糟粕，疏通经络，调和气血，修复脏腑，这是关键。因为人体是一个有机的整体，体内营养通过脏腑是会相互转化的，也会相互补充的。我们通过调整脏腑功能，把那些惰性的功能激活为积极的功能，把那些无用的物质转化为有用的物质，通过调整，使阴阳得以平衡，元气得以濡养，精气得以充盈，这样"调"字当头，养也就在其中了。通过调养，使人体呈现一个高度和谐统一的状态，从而达到健康长寿的完美境界。

总之，以上三种方法既可单独使用，也可以整合使用，具体如何使用，要根据具体病情来定。不过，打通的三种方法之中，最根本的是供补法，养生的"养"，就是以供补为主，以排清为辅，以调和为策略的意识。

三通法的总目的：用阳气（正气）打通身心灵

《伤寒论》是中医学的灵魂，微言奥义，字里行间表露出来的重要奥秘，只有四个字：保护阳气。百病治疗，先提阳气；生死关头，救阳为急。因为几乎所有的疾病产生，都是由于本气出了问题。说得更鲜明一点，都是阳气不足。

根据《内经》的理论，六淫风寒暑湿燥火犯人，病体阳虚，如果阳气不虚，身体不会受侵犯，即《内经》云"正气存内，邪不可干"。总的一句话，病因虽有多种，但总根源却只有一个，人身皮毛肌肉、经脉官窍、五脏六腑若有一处阳气不到，就会得病，这是一个可以统摄所有疾病的主要病因。

"正气存内，邪不可干"中的正气，从某种角度来说，就是阳气。

在中医学上，正气指的是人体维持体内各个器官功能正常、抵御外邪入侵的一种功能，包括调节功能、补偿功能、卫外功能、免疫功能等。养护正气是中医养生学的基本指导思想之一，它是人体生命的根本，若正气旺盛，则人体健康，可以延年益寿，尽享天年；若正气虚衰，则人体易出现病变，损害人体健康。

正气有什么作用？

正气是身体进行正常生命活动的前提，若正气旺盛，则体内阴阳协调，五脏六腑能够有效发挥其功能，气血运行通畅，人体的各项生理活动处于正常状态，此时，即使外邪入侵，只要不是过于强悍的外邪入侵，一般不会对人体造成什么损害，正如《灵枢·百病始生篇》中所说，"风雨寒热不得虚，邪不能独伤人。卒然逢疾风暴雨而不病者，盖无虚，故邪不能独伤人。此必因虚邪之风，与其身形，两虚相得，乃客其形"。如果正气虚弱，就会出现阴阳失调、五脏六腑功能紊乱、气血运行不畅等问题，人体抵御外邪的能力也会下降，外邪很容易乘虚而入，人体患病的概率会大大增加，不利于养生。

身体的阳气主要由什么构成？

阳气即生命得以发生、维系的本气。

本气，即人体与生俱来的先天肾气（元气、元阳）与后天胃气（中气）构成的浑元一气。为人生命之两本，两本飘摇，危若垒卵。

胃气是五脏的后勤部，运中土，溉四旁，保肾气，是治病救危一大法门，五脏皆禀气于胃也。故理中汤可治百病。

先天肾气号称命门之火，火神始祖郑钦安谓之："唯此一丝真阳为人生立命之本"。彭子叫作"阳根"。五行圆运动之理，火可生土。脾胃如釜，元阳为釜底之火。故凡治脾胃病本药不效，速温养命火，火旺自能生土。故桂附理中汤又是救胃气，治百病之要方。五脏之伤，穷必及肾。生死关头，救阳为急！存得一丝阳气，便有一线生机。

总之，养护正气是中医养生学的基本指导思想之一，它是人体生命的根本，若正气旺盛，则人体健康，可以延年益寿，尽享天年；若正气虚衰，则人体易出现病变，损害人体健康。

如何保养正气？

一是保养正气的原理。精、气、神被中医学家称作人的"三宝"，只有精气神三者旺盛，人体才能发挥维持体内器官功能正常、抵御外邪的作用，正气才能旺盛，因此，保养正气，就是保养精、气、神。而脾、胃、肾等五脏可以藏精化气生神，保养正气，也就是调养脾、胃、肾等脏腑。

二是调养脾、胃、肾。《景岳全书》中云："土气为万物之源，胃气为养生之主。胃强则强，胃弱则弱，有胃则生，无胃则死，是以养生家必当以脾胃为先。"脾胃是"后天之本"，它们具有容纳水谷、消化食物、吸收营养的功能，能够为人体进行各项生理活动提供充足的营养，它们还是气机升降运动的枢纽，可以调节人体的新陈代谢，维持人体生命活动的平衡。肾藏精，精气虚衰与否直接关系到人体的健康状况和衰老程度。养生者在日常生活中应注意通过饮食调节、气功调养、针灸按摩等方式调养脾、胃、肾，使得脾、胃、肾功能正常，正气旺盛，提高人体的生命力和适应自身、外界变化的能力。

中医的最高境界：天人合一

《黄帝内经》上说，健康长寿，在很大程度上是一个道德问题。儒家也说"仁者寿"。《道德经》说：生之畜之，生而不有，为而不恃，长而不宰，是谓玄德。生病，在很大程度上是我们的头脑出了毛病，是观念出了问题，如许多错误的思想会通过生理失调体现出来。

因此，要想根治许多顽症，首先必须健全我们的思考，改变我们的人生态度。总有一天，正确的思考，必然会成为人类预防许多重大疾病的良药。生病一定会被认为是一种耻辱，人们会视之为品行不正，内心充满了邪恶。

其实，古代中医研究早就证明，极端的自私、贪婪和嫉妒，会影响脾脏健康；嗔恨和气愤，会带来肾脏的疾病；严重的猜忌，会同时危害脾脏和心脏；精神的焦虑和紧张，会导致大量子宫癌和乳腺癌。

因此，我们必须给疾病下一个定义，究竟什么是疾病呢？

莲花生大师说：疾病是一种人类的不良状况，反映了病人在意识层面失去了次序或和谐。内在平衡的丧失，会以症状的形式在身体层面表现出来。绝大多数疾病，都是由于小我思维造成，由于思维分裂造成。

在态度、思维和行为上，最关键的持久起决定作用的，还是思维模式。一个人往往是先有了生病的思维模式，然后才真的患上癌症等严重疾病的。通俗地说，一个人只有清除大脑内错误的思维模式，才能恢复健康，才能长寿。最完美的思维模式是天人合一。

《道德经》说：天得一以清；地得一以宁；神得一以灵；谷得一以盈；万物得一以生；侯王得一以为天下正。

《道德经》还说：载营魄抱一，能无离乎？专气致柔，能如婴儿乎？涤除玄鉴，能无疵乎？"抱一"有与真理合一的意思。亦谓专精固守不失其道。"一"，指道。道家认为千千万万也是由一开始，千千万万最终也不敌于一，事无全好，也无全坏，专一而终，最后必然出乎意料。这种道理很简单，但要学会很困难。

其实，我们千万不要讨厌疾病，因为疾病只有一个目标，就是使我们变得完整，变得关系畅通，人生无堵塞。疾病是在提醒我们，是在善意地警示我们的身心灵某处出了分裂性问题，急需纠正，急需合一。如果不纠正，任由疾病蔓延，就是对自己不负责。自己粗心大意，自己作贱自己，不可活！

一个人一旦拥有了分裂的思维模式，拒绝身心平衡、人与人之间的平衡和人与自然的平衡，关系被破坏，人就变得不完整。

身体为了提醒主人，就以生病的形式来提醒主人。因此，症状变成了我们的老师，疾病成为我们的救命恩人。很多时候，人的成长成熟，都是归功于悲剧和痛苦。同理可证，是疾病在帮助我们，在告诫我们为自己的意识发展和成长负起责任。如果我们无法与天地人保持和谐关系，疾病这个"老师"就会变得很严厉，就会在你身上设办事处，长住不走，直到你高度重视疾病并治好为止。

在本质上说，一切疾病都是关系分裂症。人生一旦偏执于某种思维，就会陷入僵局之中，就与整体脱轨了，就出现了关系分裂病。

心一旦分裂，那个分裂的心便会处于分裂的一边，就将自己的身心灵缩小50%的生存空间，如果在身体、心理和心灵更细的领域再次使用二分性思维，我们就会陷入细枝末节而不能自拔。依此类推，人心只要开始使用分裂性思维，最后必然会被推到无穷小的时空枷锁上。

其实，"小我"并不是真实的，只是我们意识故意制造出来的幻觉而已。一旦破除这个幻觉，我们就能很快恢复健康。"我"在客观上并不小，一沙一世界，一粒沙子里都蕴藏着大千世界。

为什么我会因小而生病呢？我本是一，"一等于无穷"并不错，只是我一旦被贴上标鉴，被固化在某个区间里时，我的全部能量就发挥不出来了。

人有许多层次，一沙一世界是指最核心最本质的层次，而作为平凡的人，工作、事业、生活都处在很低的层次，根本到不了"一等于无穷"的层次，故也开发不了那个层次的巨大能量。

具体来说，如我认为红玫瑰是漂亮的，黑玫瑰是丑陋的。这是第一次缩小，第一次就将白玫瑰、黑玫瑰、黄玫瑰拒之门外了，还有许多彩色玫瑰也被拒之门外。我认为红玫瑰是漂亮的，其实最多只对了不到10%。依此类推，我认为五叶粉红色玫瑰才最漂亮，那么，四叶、三叶、六叶、七叶等粉红色的玫瑰都是丑陋的。于是在三次细分后我又只对了不到10%。

依此类推，我们如果对人生、事业、生活中的人、事、物持有一个固有的观点，那么，从客观真实来说，我们对的成分也许不到万分之一。偏见就是这么形成的，小我就是这样一步一步被塑造出来的，疾病也是这样出笼的。

分裂思维使我们回避了整个世界，小我的人生只是在广阔的大地上拣了几颗芝麻而已。生命本应天高地阔、丰富多彩，而普通人只是遗憾地在牛角尖里自我折磨。如果每个人依此而行，我们便处在了极为狭小的区间里，便无法得到维持身心灵基本需求的信息和能量，于是生出疾病便成为不可避免的事了。

因此，平时我们说的疗愈，就有走向整体实现关系整合之意。疗愈使人更接近完整，意识的完整性就是佛家讲的开悟，老子讲的得道，儒家讲的成圣。人一超越了二分性，超越了所有对立，就成佛得道了，就见到了上帝和神，就会活在健康长寿和快乐自由之中。

《三通养生哲学》的意义

"三通养生哲学"理论提出了整体养生的科学理念。"三通养生哲学"学说认为,人不能到了已经出现疾病的状态再靠药片来生存,而要通过"身、心、灵""供、调、排"等三要素进行整体养生,饮和食是造血的材料,睡眠是造血的时间,通和行是能量生成和转换成为功能的必要手段,也是打通经络强健脏腑的根本方法。

"供、调、排"体现在日常生活的各个方面,养生保健要从养成良好的生活习惯开始,吃什么、怎么吃、喝什么、怎么喝、什么时间睡、什么睡姿好、如何提高睡眠质量、如何点按穴位和拍打经络、动静养生的基本动作和方法要领等等,都是"供、调、排"要解决的问题。养生必须是整体的,通过学习"三通养生哲学"养成良好的生活习惯,是养生保健的最好方法。

我认为病因虽有多端,总根源只有一个,人身皮毛肌肉,经脉官窍,五脏六腑但有一处阳气不到,就是病,这个可以统摄所有病的主要病因。

这个阳气:先天肾气,后天脾胃之气结合在一起的混元一气!很难分清哪个是中气哪个是先气。肾气又称元阳,命门真火,生命的根基和原动力。所以易经讲:大哉乾元,万物资始!通俗讲:有了太阳才有生命,阳气就是人身的太阳,从养生治病的经历来看:阳萎则病,阳衰则危,阳亡则死;所以救阳,护阳,温阳,养阳,通阳,一刻不可忘;治病用药切切不可伤阳。所以古人云:万病不治求之于肾。求之于肾就是救阳气。

从以上各点,归结为:脾肾为人身两本,治病要以顾护两本为第一要义。明代张景岳《景岳全书》说,治病的时候,假使你错了,宁可错以误补,不可失于误攻,误补犹可解救,误攻则噬脐莫及(表示悔恨到了极点),从这话里可以体会这位老先生在临床中一定走过很多弯路,一定犯了好多错误,世界上百行百业难免错误,唯独我们医生不能错,一旦错了就是以人的生命为代价!所以以上几点我们要铭心刻骨,时时牢记，切切不可忘记，这就是治未病的思想！本来中医治病就是以本气为主，以人为本。不管任何病，本气强的，受邪从阳化热化实，本气虚的，从阴化寒化虚。中医治未病的思想，是养生的大道，我们必须始终遵循。

我现在简要地跟大家报告一下，供大家参考，也是抛砖引玉。希望能够把各位的经验贡献出来，共同复兴中医。

我总结出来的中医"三通养生哲学"的整体养生理论体系和保健方法，是几乎适合大多数人的一整套养生保健方法，非常适合在城乡居民中进行推广。其理由简述如下：

"三通养生哲学"理论是浓缩中医基本理论的一个范例，抓住了实现人体健康的根本。如"三通养生哲学"之"身体通学说"认为，气血充足、经络畅通、脏腑强健才是真正的健康态，遵循和实现气血、经络、脏腑三通则是消除亚健康状态和慢性疾病康复的根本标准，实现气血、经络、脏腑三者的动态平衡是我们养生保健的根本目的。

"三通养生哲学"是适合大众的养生宝典。从"三通养生哲学"的受众情况看，有各种不同的年龄阶段，文化层次，健康状态和消费水平，凡是比较全面理解和坚持运用的人都收到了比较满意的效果。

实践证明，"三通养生哲学"抓住了人们一些共性的和变数不多的东西，是适合几乎所有人的一套养生保健方法。

不仅理论体系科学，传播和表述方法也风趣幽默、引人入胜、便于接受。国医大师邓铁涛教授能够通过"三通养生哲学"整体养生保健方法的讲解，把抽象的理论形象化、复杂的问题简约化、难懂的道理通俗化、枯燥的学问风趣化、难教的动作可视化，有效地提高了普及效果，使各种不同类型的受众都能听得懂、学得会、用得上、见实效。

国医大师邓铁涛教授有一个坚定的信念——老百姓的事最大。他之所以能够长时间坚持不懈地致力于普及"三通养生哲学"中医养生保健知识，是因为他心中始终坚守着一个理念：只有普及中医养生知识、增强全民保健意识、提高国民健康水平，才是解决"看病难、看病贵"问题的根本之策；传承中国（中医）文化、弘扬民族精神、振兴民族企业、提高健康水平是他不懈的追求；名誉一定要付诸大众才有快乐、爱情一定要奉献给对方才有意义、金钱一定要布施给穷人才有价值是他的幸福观；堂堂正正做人、认认真真做事，坚决不说假话、真话也不全说是他的行为准则。

为了普及"三通养生哲学"养生知识，目前除了组织讲师团上电台讲座、现场讲座、一对一咨询外，我们还将录制一套教学光碟，包括"中医为何这么牛"系列丛书——《三通养生哲学之世界观》《三通养生哲学之方法论》《三通养生哲学之心理通》《三通养生哲学之心灵通》《三通养生哲学之文化通》等。

由于中医"三通养生哲学"的整体养生方法是着眼整体关系，经过一段时间的调整，气血充足了，经络畅通了，脏腑也强健了，有效地提高了身体的整体素质，很多慢性病和原来的各种不适都神奇般的得到改善，这就是中医所讲的"气血足百病除"的道理。

中医"三通养生哲学"整体养生方法和一般平面养生方法相比较，更加全面科学，更易于被人们接受，更能体现出好的养生效果，更便于推广普及。

据我所知，凡是长期关注并坚持学习运用的各类人群，一致的反映都是十分肯定的，认为接受"三通养生哲学"的整体养生理念和方法，是一生的幸事，心情愉悦了，生活更加有滋味了，和医院和药片打交道明显少了。初步尝到了投资健康的甜头。数百位全球著名人物在治病养生的反馈电话中真诚地表示，他们从"三通养生哲学"中尝到了甜头，国医大师邓铁涛教授是最令他们尊敬的人。

综上所述，国医大师邓铁涛创立的中医"三通养生哲学"的整体养生方法，的确是一套适合大众的养生宝典。急需在社区中进行推广，早日让这种科学全面的养生方法走进千家万户。

身、心、灵整体养生

身、心、灵三个层面的健康管理，是一个全新的概念，更是一个划时代的概念。对于这个概念，很多人似乎听说过，但是并不知道其中的真正内涵。事实上，这个概念本来是一个天机。

现在，宇宙正在揭开所有的生命天机。因此，人类也将理解什么是真正的全面健康管理。

身、心、灵全面健康管理，是一门使人能够远离对医疗体系的依赖并让身体获得健康和长寿的大智慧。

全面健康管理，与医疗基本上是相反的概念。医学，研究的主题是疾病，从严格意义上讲属于疾病管理的范畴。健康管理，研究的主题是健康。每一个专业的医生专攻一种疾病，专治一种疾病。健康管理师专攻人类健康的秘密，专门研究获得健康、恢复健康和保持健康的要素和方法，专致健康。

人的生命是一个能量、信息体。对健康进行管理，就是管理生命的能量、信息状态。

如果能够掌握这样的全面健康管理观念和技术，就可以创造精品的人生，就可以获得真正的健康、快乐、长寿和生命层次提升，就可以使人处于充满能量、力量、健康、喜悦、欣赏、感恩、平静、安宁、和谐、安全、智慧、丰盛的状态之中。

目　录

第一章　中医养生的三通法——供补＋排毒＋调和 / 001

　　一、身心灵诸疾病产生的现象——痛苦 / 002

　　二、身心灵诸疾病产生的原因——堵塞 / 014

　　三、身心灵诸疾病解决的办法——打通 / 038

第二章　中医养生治病方法一——身心灵排毒法 / 053

　　一、身体排毒：成年人体内有 3～25 公斤垃圾 / 054

　　二、心理排毒：病由心生，养生必先养心 / 068

　　三、心灵排毒：心静了，世界就静了 / 077

第三章　中医养生治病方法二——身心灵供养法 / 089

　　一、供养身体：疾病几乎都是从细胞潜饥饿开始的 / 090

　　二、供养心理：物质营养超标，心理营养不足 / 098

　　三、供养心灵：没有精神营养，生命就会慢慢枯萎 / 110

第四章　中医养生治病方法三——身心灵调和法 / 121

　　一、调和身体：要想寿命长，全靠调阴阳 / 122

　　二、调和心理：心理平衡，百病不生 / 138

　　三、调和心灵：真正的名医，是人类的灵魂拯救师 / 157

第五章　解读生命本质——气化天地＋气化人＋养气 / 173

　　一、生命进化的原材料、动力和展开的特征 / 174

　　二、在气的整体进化中，生命如何与天地同呼吸 / 191

　　三、中医养生治病的核心和本质就是调关系 / 206

第一章

中医养生的三通法——供补+排毒+调和

一、身心灵诸疾病产生的现象——痛苦

不通则痛，不通则病

生命是台完美的机器，当我们的肉体出现分裂，被各种瘀积堵塞切割之后，便会传到中枢神经系统，便会产生痛感，使我们觉得当下出了大问题，肉体到了危机时刻，如果不及时处理，就会出大问题。

痛是上帝为了拯救人而预设的善，痛是对人善意的提醒。无论是心里痛还是精神有病，都会通过疼痛来提醒我们。

世间万象，亦是如此。河流不通会决堤，人与人不通则会造成误解、指责和埋怨。心理的一切痛苦，一定是心有千千结，一定是想不通造成的。

总之，只要有问题，只有一个根本原因——不通。小问题小痛苦是小不通，大问题大痛苦是大不通。不通则痛，不通则病。

一般来说不通有三，身体不通、心理不通和心灵不通。三个不通之中，最恼人的是心灵不通，心灵不通，最为苦煞人折磨人。

我们有太多的痴迷和沉醉，我们有太多的偏执和无知，以至于造成了肉体瘀积堵、心理滞塞堵和心灵疆界堵，当身、心、灵瘀堵到一定的程度就会痛。这个痛是在郑重其事地正式告诉我们，也可以说是警告，是出示"黄牌警告"，其意思十分明显，如果不立即引起高度重视，依然我行我素，任其恶习发展，不及时采取措施，你的人生就快崩盘了。

同样的道理，你心里长期痛苦，总认为这个世界对你不公平，许多人都对不起你，你工作、事业、爱情都不顺，你十分烦乱、焦躁不安，这本身已是大问题了，如果不立即彻底反思，心情会更坏，长此以往，肉体也会跟着受折磨而生病。因此，我们对心理疾病要引起警觉，否则，会有大麻烦逼近。

痛是生命在及时报警

不通则痛在中医医典中的出处：疼痛有虚实之不同，因实者谓"不通则痛"，因虚者谓"不荣则痛"。《素问·举痛论》曰："痛而闭不通矣"；《素问·举痛论》说："脉泣则血虚，血虚则痛"；《医宗金鉴》说："伤损之证，血虚作痛。"

我们不妨来看看"痛"这个字。其实中国的汉字仔细研究起来是很有趣味的，比如"痛"这个字，单从字面上来看，它是由一个"疒"字旁和一个"甬"组成的。"甬"是什么意思呢？甬字在《康熙字典》里面解释为"甬道"，甬就是道路的意思。而我们说"痛"是身体的一种感觉，那么这里"甬"所指的道路当然应该是身体里面的道路了。而身体里面的道路又是指什么呢？那就是我们传统中医讲的气血经脉，也就是我们普通老百姓常讲的"血脉"。

既然痛字里面的"甬"指的就是身体里面的道路——血脉。那么痛字除甬道以外还有一个"疒"字旁，"疒"当然就是生病的意思了。现在我们把这两个部首合起来是什么意思呢？就是道路生病了。那么，道路生病的结果是什么呢？道路生病了，路被堵住了，不能通车了。现在我们是讲的身体里面的道路，也就是血脉生病了，结果是什么呢？当然就是血脉不通了，气血运行受阻了，不能满足身体某些部位的营养需求了，那么这些部位就会表现出"痛"感。这就是中医所讲的"不通则痛"的道理。

明白了"不通则痛"的道理有什么用呢？

我们再来看一下"通"字，它也包含"甬"这个部首，另外还有个"辶"。"甬"还是道路，"辶"俗称"走之旁"，简称"走之"，顾名思义就是一直不断地流动，也就是很通畅的样子。

因此"通"字的意思就很容易明白，就是道路畅通无阻。拿我们的身体来讲呢，就是身体血脉运行通畅，身体各个部位的气血供养都很充足，自然就不会有"痛"的感觉，这就是"通则不痛"了。

讲到这里我们就了解了"不通则痛、通则不痛"这句流传千古的中医术语的含义了，也就是说：当我们的身体血脉不通的时候就会出现病痛，如果身体血脉畅通的话就不会有病痛。

由此我们就发现这里面隐藏的一个大奥秘了！是什么呢？那就是——如果我们能够持久的保持身体血脉畅通的话，我们就永远不会有病痛，我们就可以健康，就能够长寿。能否真正实现健康长寿的美好愿望，问题的关键在哪里呢？就在于我们有没有办法长久的保持身体血脉的畅通。

不通则病，几乎所有的病都是由于不通导致的。

不通则痛，痛则不通，根据我的体会，失常和疾病，通常是由于不通造成的，也就是说信息和能量，不能准时、按量到位。信息是要传递的，能量是要运动的。没到该去的地方，一定去不了该去的地方。这样一来，失常和疾病就出现了。

总之，不通则痛，堵便会痛，痛是生命在报警！

人生三大不同层次的痛苦

人生之苦，形形色色，难以尽言，我将人生诸苦笼统地归为三大类：身苦、心苦、灵苦。人生的三大痛苦，每一类都有不同的特点，但归结起来都是不通造成的，下面不妨概而言之。

身苦：疼痛是肉体在呐喊。

假如您切菜时被刀切到手了，除了流血，您肯定还会觉得疼，先是一阵剧痛，然后是持续的疼痛，最后疼痛慢慢消失。那么，疼痛到底从何而来？我们如何感知疼痛？

很少有人喜欢疼痛，但是每个人都需要疼痛，因为疼痛可以向身体发出警告，使其及时规避进一步的伤害。比如抿一小口开水，就会引起舌头剧痛，身体随即做出一系列反应，从而避免喝下更多开水，造成大面积烫伤。总之，无论是受伤还是患病，我们最先得到的警报往往就是疼痛。

疼痛是我们求医问药的主要原因之一，但疼痛的定义是什么呢？疼痛是与实际或潜在的组织损伤相关联的不愉快的感觉和情感体验。痛觉也是人体神经接受刺激后，将信号传到大脑中相应的中枢产生的。

身体除了直接的疼痛之外，还有更可怕的在等着我们，那就是死亡！

每个人都有肉体，有肉体就有生老病死，这是谁都无法逃避的事实。虽然最终结果不能改变，但可以推迟死亡，为此道家智者花了无数的精力来研究如何不死和推迟死亡，肉体不死虽然是个梦，但推迟死亡却是做到了。

肉体除了"天灾"，还有"人祸"。一副好好的皮囊，被美眼、美肠、美臂、美腿、美乳、美腹整得千疮百孔、伤痕累累，再加上性生活过度频繁，负情绪泛滥成灾，大伤特伤了肉体内的元气。每个人的肉体如同车辆的使用年限，都是有使用定数的，当你过多开发、过度开发，便会提前耗尽生命的真阳，耗干肉体。如此一来，还有什么健康长寿可言？！

总之，当今人类的肉体，无论是外部环境恶劣导致短命，还是自我作贱导致折寿，都是人类历史上从来没有过的。今天要像唐朝时睡个好觉几乎已不可能，都成了一种奢望。今天最大的杀手是疾病，2000年，全球新发癌症人数超过1000万，世界卫生组织预测，到2020年，每年新发癌症病人人数将达到1500万，癌症将成为人类新世纪的第一杀手。

心苦：心是烦恼根。

这里的心苦是指心理之苦。人有七情六欲，有情感、情绪，一旦达不成目标，不随人意，就会产生负情绪，导致闷闷不乐、烦恼不已、痛苦不已。人生而有情、有欲，而且情和欲都被时代日渐放大，但我们的智力、能力却赶不上我们日益膨胀的情和欲，因此，我们求不得、爱别离、怨憎会、烦恼炽盛，日子过得很苦很累很无奈。

生活中许多人的物质生活水平的确大大改善了，但人的心理疾病却在日渐增多，每年非正常死亡的自杀人数都有几十万人。随着贫富差距拉大、攀比性竞争加剧，心理痛苦者日益增多，媒体称当今为"全民焦虑"时代，并不是夸张。

尤其是高速发展中的国家更为严重。人类的进步，也许只能在物质科技上进步，在人性、心理、精神上很难进步。物质文明并不能解决心理上的诸多问题。历代大师都强烈反对过度开发物质来消除心理上的痛苦，几千年人类的实践证明，用外在的办法解决心理的问题，是一条走不通的路。

今天，随着物质水平的提高，我们的烦恼不仅没有减少，而且还大大增加，这是对文明的讽刺，是对所有力图改善人类命运者的努力的讽刺，是对历史上自以为为人类命运改善做出了巨大贡献的人的讽刺。所有关于物质的外在的努力，对于救治心理痛苦来说，都等于零，甚至是负数。正因为如此，宗教家、心理学家、哲学家等都发现一切外在的努力只会加剧心理痛苦，而且发现了一个总结论——心病只能心药医。

灵苦：灵魂为何成了"囚徒"？

在本质上人是精神动物，肉体的苦难和心理的烦乱相对于精神的自由来说，处于次要地位。正因为如此，在权衡利弊中，肉体才成了精神的奴隶，心理才能在委屈中忍让。灵魂是肯定有的，但谁都没有看到。

灵魂追求什么？追求自由。追求自由并不是一件容易的事。"生命诚可贵，爱情价更高。若为自由故，两者皆可抛。"足见自由并不是人人都随便求得到的。

灵魂究竟是什么？我认为就是我们的心。灵魂无处不在，无时不在，无人不有，这些特征正如心一样。《楞严经》中七处征心，心不可得，但谁都无法否定心的存在。我甚至认为，真正的灵魂是同一的，是没有高下之分的，都是体现了关系宇宙的最高精神。

当今时代，我们心灵之苦，是因为我们的灵魂漂泊在外，长期孤独独行，没有寄托和安顿之所，所以痛苦。

心在外，心与肉体、精神分离，岂有不痛苦之理。另外，有的灵魂被肉体、心理两个"手下"囚禁在牢房里，有如一个国家的国主被宦官政变关了起来，国家只能听命于某个臣相的命令，而这个"臣相"却是一个野心勃勃的家伙，他自私自利，只想满足个人极度膨胀的欲望，整个国家只为了自己的野心而疯狂，真正的正直开明无私的国主却说不上一句话。如此一来人民岂有不遭殃的，岂会不痛苦？！

人生没有主帅没有正气，自然就会痛苦。乌云为什么会遮蔽天空，那是因为太阳不够强大,如果太阳足够光明,乌云岂能升起。

灵魂是关于大我的,是肉体内的宇宙精神展现。大我不显,妄心便起。一切拯救灵魂的工程,都是想做好一件事——降住妄心,扶正真心。真如不显,妄心便生。

对唤醒大我之灵魂做了最多工作的是宗教。佛教在唤醒大我之心上做了许多建设性工作,尤其是禅宗直指人心、明心见性的工作,使许多人都开悟成佛了,使许多生命都得到了升华,使许多被囚禁的灵魂都得以重生。

现在我们知道,一个人的痛苦有三大内容、三个层次,肉体痛苦层次最低,心理痛苦次之,心灵痛苦最高。肉体痛苦是因为瘀堵而不通不济,心理痛苦是因为情绪、欲望受阻滞而不快乐,而心灵痛苦是因为妄心夺权、真心被囚不得自由而痛苦。

人生最根本的苦是关系之苦

人生最根本的痛苦是关系之苦,其他一切形式的苦都不过是关系之苦的展开而已。具体说来,在关系之苦下面就有许多层次的分苦之法,有二分法、三分法、四分法、五分法、六分法、七分法、八分法等,而这一系列大师的分苦之法,都只不过是对关系之苦的铺展论述罢了。

如人生三苦,人与物之苦,人与人之苦,身与心之苦,就是从人生的三个主要方面对关系之苦的解说。下面我不妨对这三类苦展开讨论:

人与人之苦:人生的一切爱恨情仇都是在展示人与人之间的关系。这种关系是紧是密,是好是坏,是厚是薄,是亲是远,都决定了人与人的喜怒哀乐、悲欢离合。可以说人是精神的动物,人最需要的是人,而不是其他。人最难调伏的也是人。简直可以说,我们日常的一切追求、一切活动都是为了调伏他人。

如果你还在读书,那么就会出现同学和老师的关系问题,或者老师有时批评了你,误解了你,或者同学不想跟你做好朋友之类的问题。如果你已大学毕业,走上工作岗位,那就会出现与同事、老板的关系问题。青年人同时还会有情感问题,情感问题是一个可以折腾人一生的大问题，"问世间情为何物，直叫人生死相许"，两个陌生人一见钟情，为何就能生死相许呢？这不是局外人可以理解的，这是一种什么样的关系呢？结婚后的人几乎没有不被家庭折腾得头痛的人，另外，夫妻关系、子女关系、婆媳关系、亲戚关系、工作关系、朋友关系等等，又有哪一件不需要小心处理？中年人的关系问题最多，可能一不小心就得罪了人。人一老，社会关系虽然减少了，但并不是就不存在人与人的关系问题了，多着呢！

人与物之苦：人为了生存生活所需要的一切物质之苦都属于这种苦，还有人与宇宙万物之苦也在此类之中。如果你曾十分贫穷，那么你就知道，为了得到一顿饭我们要付出多少，有时甚至是尊严和人格。绝大多数人一生几乎都在为一日三餐的温饱问题而四处奔波，他们的一生由于找不到创造财富的能力和方法，得不到他人的全力支持与帮助，因此只能在一个狭小的圈子里为五斗米折腰。

身与心之苦：一个民族一旦有些进步，物质财富相对富余之后，身体的健康便提上了日程。你只要看看中国目前的电视、图书、讲座就知道，全国人民都在宣传身体健康，都在倡导营养、长寿、素食、运动、瑜伽、美容等等，都在把中国老祖宗关于养生治病的方法翻出来传播，都在把全球各种最先进的、最时髦的医疗保健方法嫁接到中国来推销。

今天，几乎可以说，人人都能讲出许多有关身体健康的知识与常识。但无论怎样注意健康，都不可能彻底改变人类自身肉体的生、老、病、死之自然规律。依目前人类的有限智力来说，身体之苦自从有人类以来就是一个老大难的问题，老子说："吾所以有大患者，为吾有身，及吾无身，吾有何患。"的确，身体是一切苦的基础和出发点。

前面说了人与人的关系、人与物的关系，这两种苦都是由于关系总苦而导致，那么现在讲的心灵之苦，则更是纯粹的关系之苦。如心灵无法自由，就是不能与万物发生关系了；心灵无法提升，也是因为关系不畅通导致的。人的本质是灵魂，灵魂永生，本不存在进化与否，只是由于我们的关系不够好，能力不够强，能量不够大，而导致我们的心灵没有整合力，没有拉通万物的能力，因而痛苦。

总之，人生的三苦只是细分的二级苦难，这些苦难都是关系之苦的体现。无论是心理心灵类专家，还是行为类、社会类、文化类、哲学类专家学者，都是在说一个问题——关系，虽然各有侧重点，解决的方法百花齐放，本质上是一样的。

关系之苦的三个层次

首先，追求差异之苦是最低级之苦。追求差异，就是追求比较，差异是比较的另一种说法，没有比较哪有差异，没有参照，哪有分别。因此，一切追求差异的、个性化的心物，都只是为了比较而已。

西方文明反复强调的个性、差异、品牌、特色、与众不同等观点，这种天人相分的思维模式，随着传播而大量潮水般涌进了如今中国人的脑子里。一百年来，尤其是近三十年来，亦是根深蒂固了。如今中国人在兴旺的市场经济中，差异几乎成了价值的唯一判断标准，没有差异就没有价值。

这又作何解释？很好解释。从弱智的角度来说，西方追求的差异文明本就是一种弱智文明。这种文明的实质并没有逃开"关系文明"，只不过是关系文明的初级阶段——比较关系。

比较关系说得更直白一点，是一种显耀性关系，是一种人性绝对自私的表现，比如你走路上班，我骑自行车上班；你骑自行车，我骑电动车；你骑电动车，我开摩托车；你开摩的，我开奥迪；你开奥迪，我开奔驰；你开奔驰，我开私人飞机；你开私人飞机，我开宇宙飞船等等。如此一来，人们并没有真正追求幸福，而是在追求比较，正因为比较，才导致了人类的恶性竞争，才掠夺了人的快乐幸福和自由。

说得难听点，追求差异，追求新、奇、特、怪、悬，只是智力不足的表现，是弱智的外化，是不成熟的直接体现，是社会冲突的最大隐患，是人类的毒瘤。

我不想细细剖析，那样太赤裸裸，等于在跟发展唱反调。我只是告诉人们，什么是利己自私行为，什么是利他关系，什么是良性关系。

当然，发展是需要的，发展不同的产品也是历史的潮流，也是中国文化的潮流，追求差异在中国文化里并不是没有，而是太多太多。

其次，追求合作之苦是中级之苦。合作的前提是有两个或多个不同的单位。只要有划分，就会存在潜在的冲突。

最后，追求一体之苦是最高级之苦。整个东方文明，包括印度文明，对"关系是人生宇宙的本质"不难理解。因为天人合一、整体、瑜伽、太极等都是用不同的词解说天地间的同一个大道。

宇宙存在三性：关联性——根本属性；差异性——表现属性；流动性——行为属性。

天地间任何一种存在一定都包涵这三大属性。但关联性是根本的、本质的，整个宇宙就是一个关系宇宙，没有这个关系宇宙，也不会存在流动关系和差异关系。因此，我在上面说了许多关于差异追求的"坏话"，其目的是想说，人生的目的不是追求差异和搞怪，追求差异和个性化最多只能算是实现终极追求的一种"弱智的方法与手段"。为什么这么说呢？

因为纯粹追求差异化发展，算总账都会得出一个结果：得不偿失。我们本是想通过赚钱过上快乐幸福的日子，但钱是求到了，而快乐却离我们越来越远。追求差异是赚钱的有效途径，自然也会导致人生偏离了正轨航行。从获得幸福的角度来说，追求差异是人类的一条"死亡之路"，是一条"不归路"。

但饮鸩止渴的人多的是，我们的双眼被大雾遮住了，我们只看到自己的利益，只看到眼前的利益，只看到表面的利益，这是人类智力不足的表现，但客观存在。智力的进化总是以血为代价，千古莫不如此，谁又能有什么作为呢？我说了也几近白说，但还是要说说。就算我们追求差异，但一定要记住，那不是根本目标，只是手段而已！只是人生的泡沫而已！只是精神、灵魂在进化中的瞬间闪现而已！

"苦难解脱模式"的提出

凡是大学问、大智慧，都会提炼出一套最简洁的实践模式出来，因为人是模式的动物，每个人都只需要你告诉我具体有什么步骤来实现人生、完成事业，人们都没有太多时间听你啰唆。

一旦形成了模式，他们就更容易认识、理解、记忆和学习。如儒家的内圣外王修炼模式及修齐治平、静定安虑模式，都十分有利于学习修炼；道家的性命双修模式，及炼精化气、炼气化神、炼神还虚、还虚合道炼丹模式，很有利于道家子弟学习修炼。传统正牌佛教的解脱模式是苦集灭道和戒定慧模式，这十分有利于佛家子弟入门和修炼。禅宗为了适应新时代的需求，在传统佛教的教义内核基础之上又提出了"教外别传，不立文字，明心见性，直子成佛"的顿悟成佛修炼模式。

时代永远在变，大众对佛教的需求也必然要变，这世上没有永恒的真理，天变道亦要随之变，至少形式上要变。具体怎么变？我对当今时代的特征和人们的需求进行了系统研究，根据大众的选择倾向和接受能力，提出了中医的养生治病模式：

身心灵养生治病模式=苦（痛）+堵（小）+通（大）

此养生治病模式，不是我个人凭空臆想出来的，它是中医当代化的必然产物，是真理与时俱进的必然产物，是中国文化自我创新机能的必然产物，是中医大智慧以全球化姿态走向世界普度众生的必然产物。

成熟的真理都是简单明了的，我们认为一切真理和经验如果过于复杂，那就还有待进一步优化和提纯，这是思想者的责任和义务，我们本着这一理念，将"身心灵养生治病模式"简之又简，最后终于提炼出"苦（痛）+堵（小）+通（大）"的优化公式。

身心灵养生治病模式之特点

一是该模式依然沿用了中国传统文化的立足点——苦。对苦进行深入的剖析，如苦的现象、本质、分类、意义等，在全球大智慧中，只有佛教谈得最多最深刻，儒教、道教、基督教、伊斯兰教、哲学等都只是泛泛而谈、浅浅而谈。

二是该模式抓住了当今时代全球化背景下多维、复杂、动态、隔膜等独有的时代特征，紧扣人类最头痛的问题——"不通"这个根本主题而展开论述，可谓抓住了重点，提出了痛苦的解决方案，对所有追求健康、快乐、幸福的人都会有一定的帮助。

三是以最简洁的三个字反映了人生的起点和追求的终点，及实现终极追求的方法策略，让人生有了全新的坐标定位，使人一目了然，好记好理解，而且紧扣中医养生治病的核心智慧。

四是兼顾渐修和顿悟两种修行方便法门，对慧根差一点的人可以修渐修法门而成佛，对于慧根深厚的人则可修顿悟法门——通心。只有做到了兼顾，才能救度更多的有情众生，使更多的人健康长寿。

五是在传统中医偏重救身，偏重精神心灵成长的基础上作了修正和完善，我主张三通并举、三通并重，即身体通、心理通和心灵通，三者没有侧重点，都强调、都重视，若只强调任何一方面，必然不完美、不究竟、不圆满。佛教倡导福慧双修，没有健康的身体，自然有福也无法消受。身心灵三通并举是超越了传统中医和禅宗救人度人宗旨的，如此一来，自然会有更大的适应性和实用性。

如何正确处理苦难

要想进入最重要的第三种理性阶段，必须首先调整自己的心态，按下列步骤，一步一步从苦难的阴影中走出来：

步骤一：要面对现实，不存某种幻想。苦难就是苦难，既然来临了，就不再逃避，勇敢面对。

步骤二：要保持心灵的镇静。因为"得力在于平静安稳，得救在于归回安息"，要做到每临大事有静气。没有安稳平静的心，你没有办法真正找到解决问题的答案。很多人面对苦难时最常问的问题是"为什么"？其实任何为什么都没有准确的答案。而任何人给你的任何答案都是不全面、不准确或是完全错误的猜测。有人说是报应，有人说是上天对你的惩罚，凡此种种，最后的结果只是让你雪上加霜，在你伤口上撒盐，让你的情绪反复发作，让你失去应有的理性。你根本不应该去向周围的人寻求答案，因为他们的每一种说法，每一种答案都有可能是片面的，原因很简单——他们没有答案。

步骤三：接受现实的一切，不抱怨，不自怜，只相信一件事情：这事临到自己，必有特别的美意。

步骤四：要等候仰望。尽管苦难还没有结束，但你要相信公义和帮助已经在路上，你要用信心去守望，因为只有信心才是打开应许之门的钥匙。

步骤五：理解苦难。从任何一件临到你的不幸和苦难中，你都可以学到一些你过去没有学到的功课。苦难中学到的功课也是对你最有帮助的，因为他解决了你一生中最难对付的、你自己过去没有看到的有关你的性格和品行中掩藏的不足，从而填补了你生命之中最大的漏洞。这就是你从这些不幸和苦难中得到的最大收获。

总之，走出苦难，唯一的办法就是靠自救。

然而，凡夫俗子往往寄希望于神灵保佑，"大慈大悲的观世音菩萨，救救小民于水火吧""天灵灵、地灵灵""主啊，请保佑""显显灵吧"。多少受苦受难之人把身心交给了神灵们，却放弃了自我拯救。

有的人视常人眼中的苦难不是苦难，而有的人，大多是拿不起、放不下的常人，动辄就称苦难，其实不过是人生旅途中的一些小沟坎、小石子而已，甚至什么都没有，不过是臆造的苦难，例如小娃娃以妈妈要他吃饭为苦难，中小学生以读书为苦难，年轻人以挤车上班为苦难，难道真的是苦难吗？不过是无病呻吟。他们的诉苦，能让那些饥饿者、失学者、失业者嫉妒得心里发颤。

苦难是自我心知的事儿，固然需要别人怜悯的泪水、同情的哀叹和解贫济困的双手与爱心，更需要自己精神的振作和用力一搏的劲头。如果失意在别人的泪水里，徘徊在别人的哀叹中，终将被苦难打倒，成为苦难的战利品。

苦难是自己炒焦的茶、酿苦的酒，也许是别人制造的飞来横祸。人生苦短的人们总感到苦海无边。但，既然人一出生就是来到世上受苦，何不苦中作乐？在福祸互变之中，用心来品所受之苦、所遇之难，也许会品味出茶的清香、酒的醇厚来。

二、身心灵诸疾病产生的原因——堵塞

这世上只有一种疾病——不通

学医要像修行一样,要"自依止,法依止,莫异依止",自依止就是靠自己亲自去参悟学习印证,法依止就是靠自己去亲证养生治病的真理,莫异依止就是不要盲目去依附其他人的经验、学说,即便是自己老师教导的也不一定正确。

一言以蔽之,学中医,学养生治病,一定要亲证医理,而且还要有自己的表达,否则就是拾人牙慧,在临床应用时,难以得心应手!

今天,关注健康的人越来越多,为了让更多的人快速把握健康的知识,我将中外健康的智慧进行了系统综合归纳,得出了一套普通大众都能一听就懂、一学就会的全体的从疾病到健康的模式。

新疾病模式=一种疾病＋两个根源＋三种疗法＋四类药方。

疾病与健康新模式的具体内容表述如下:

一种疾病:不通;

两个根源:缺营养+多毒素;

三种疗法:供补法+排泄法+调和法;

四类药方:内药三类(身药+心药+灵药)+外药(大自然的草药、西药、矿物、环境等)。

其中心药和灵药目前依然没有成为主流,我认为,只有认识到精神信仰对疾病有根本影响,只有认识到意识的能量,人类才能真正揭开疾病的面纱。

从上表述可知,人生只有一种疾病——不通。

无论是中医,还是西医,人生病的各种各样的原因,都可归总到不通这个总原因上来。疾病产生,无非是各种内外因导致身心灵堵塞、甚至堵死造成的。那么,对疾病的大大改善,当然也就是想办法打通各种不通的地方,恢复体内的流畅度,恢复体内的动态平衡。如外感风寒导致恶寒发热、头痛无汗、骨节无力等症状,只需打通风寒邪气闭塞的汗

孔，中医治病的八法之一就是疏通汗孔、发散风寒，以达到打通内外、排出淤积、恢复平衡之目的。

依此类推，心理不通、精神不通，都是通过深度沟通，发现其痛点，发现其关注的重点需求而不能突破的点，而后帮其找到打通的办法，以实现打通的目的。

那么反过来说，什么是通？

通指没有堵塞，可以通过，有通达、通畅、通调、通利等含义。不通病机指人体全身或局部应通而不通，导致疾病发生、发展与变化的机理。全身脏腑气血津液均应畅通，不通则疾病丛生。

什么又是不通？

王宗殿教授说：不通病机指人体全身或局部应通而不通，导致疾病发生、发展与变化的机理。不通病机广泛，有三焦不通、四海闭塞、五脏不通、七窍不通、六腑不通、六经不通、六俞不通、阴阳不通、气血不通、上下不通及局部不通等。不通既包括滞涩不畅，又包括闭阻不通。某些病证如郁、结、痞、塞、滞、积、聚、闭、瘀、痹、泣、满、凝等，常由某方面不通所致，如气滞不通或五脏不通等。

鱼生水中，水之清浊，影响鱼的品质；人生世间，环境好坏，影响身体健康。如今物产丰富，吃得都多，营养过剩，身体就会变得肥胖。膏粱厚味，酿生痰浊。肥人多痰湿，肥胖多，痰症多，痰浊既生，或阻于中焦，而为痞满诸症；或流溢五脏六腑，而五行乖乱，变证百出。直白的说法是，吸收的能量太多，消化吸收不了，能量、信息过剩，过剩的又排不出去，淤积在体内，越瘀越多，就会无形中产生有形的痰湿、淤血、垃圾堆积物等，就会导致血脂、血糖高，就会生出三高病、肿瘤病等。

不通是由于什么引起的？

引起不通病机，可能是因为胚胎的发育异常，如肛门闭锁、直肠闭锁等先天因素所致的大便不通，先天性聋哑而致的耳闭失聪，阴道或处女膜闭锁致月经不通等，均属先天因素；也可能是因虚因实或虚实夹杂而致，如气虚、血亏、津伤、髓海空虚等均可致不通，气虚血瘀、津伤气滞等亦属不通，气滞、食积、痰积、瘀阻、虫积、寒凝以及火热、外伤、物理、化学因素等，多为后天因素。

所以能决死生，处百病，调虚实，不可不通。可见人体气机宜通不宜滞，古人甚至以为"夫百病之生，皆因郁塞痞滞，凝结不通。概言之万病一郁也。郁者，闭结、凝滞、瘀蓄、抑遏之称也"。可见无论脏腑经络气血等均可由多种原因出现不通。

如何改善不通？

《黄帝内经》早就说过："血气不和，百病乃变化而生。"病多气滞，法用三通。经络通，则气血通；气血通，则肠胃通。经络通，则气血和；病多气滞是指，不同疾病的病因有内伤、外感、七情、六淫、饮食劳累、跌打损伤等导致经络、气血、肠胃不通；法用三通的关键是如何打通各种阻碍，使身心灵保持畅通无阻，自由运行。叶天士根据脾胃两经不同的生理特性提出了"六腑以通降为顺，以通为补"的观点。

《黄帝内经》中还说："经脉者，所以能决死生，处百病，调虚实，不可不通。"此言更是明确地强调经络通在三通中的首要地位和主导性作用。由于不通病机广泛，临床当"谨守病机，各司其属"。

《内经》对治不通病症有明确论述，如"和气之方，必通阴阳""补其不足，泻其有余，调其虚实，以通其道而去其邪""治之各通其脏脉""通营卫，各行其道""通腠理""通其经，神气乃平""九针通九窍""五味之美……各有所通""通其营俞""通因通用"等。

打通的具体方法有哪些？

我们一起来看看中医治病的八种常见方法：

一是发汗法。也叫解表法，解肌法，是用药物开泄毛孔，驱逐病邪的一种方法；二是催吐法。是利用药物能引起呕吐的作用，引导病邪或有害物质从口中吐出的一种改善方法；三是泻下法。也叫攻下法，是利用药物有攻下、润下的作用，以清除体内积滞的改善方法；四是和解法。是用药物疏通、和解的作用，以消除疾病的一种方法；五是温里法。也叫祛寒法，用温性或热性的药物来达到振奋阳气、祛除寒邪、温中回阳等目的的改善方法；六是清热法。也叫泻火法，降火法，是用寒凉性药来大大改善热性病的一种方法；七是消导法。是用消散破积的药物，以消散体内气滞、血瘀、血滞、食积、肿块等病症的一种改善方法；八是补益法。也叫滋补法、补养法、扶正法，是利用有补养作用的药物，以增强人体的抗病能力，达到扶正祛邪的改善方法，适用于一切虚症。

以上八法的目的就一个——通。无论是气血通，还是经络通，还是肠胃通，都是为了身体通；无论是上下通，还是内外通，还是三焦通，也是为了身体通。

清人高士宗《医学真传·心腹痛》所言为例："夫痛则不通，理也，但通之之法，各有不同。调气以和血，调血以和气，通也；虚者助之使通，寒者温之使通，无非通之之法也，若必以下泄为通则妄矣。"

在改善上依据"通则不痛，不通则痛"的理论，应强调着眼于"不通"二字，并结合证候的虚实寒热，或温而通之，或清而通之，或补而通之，或行而通之。

最简单的打通法是什么？

中医八法可进一步分为三类：供、排、调。供的目的是补充营养，恢复畅通，排的目的也是排出毒素，恢复畅通，调的目的亦是协调平衡，保持畅通。三者都只有一个总目的——通。中医学认为，"邪气盛则实，精气夺则虚"。实证，即是病邪盛而正气未虚，正邪斗争激烈所表现的证候；虚证，即是正气虚衰，机能减退，抵抗力低下所表现的证候。

《灵枢·刺节真邪篇》里说"泻其有余，补其不足"，有余是指实证，不足是指虚证。对实证要用泻法，如胃痉挛，针刺病人足三里穴，可使胃弛缓；对虚证要用补法，如胃弛缓，针刺病人足三里穴，可使其收缩加强。

通没通的判别依据有很多，如没有病痛、快乐、自由、开心、和谐等，在所有的判别式中，中医最强调平衡。不健康一定是身心灵失衡，健康一定是身心灵保持了平衡。

通是身心灵平衡的表现，只要有地方不通，就证明身心灵某个地方已经失衡。健康的关键是平衡，如内外平衡、动静平衡、饥饱平衡、身心灵平衡、得失平衡等。为什么有的人能活一百岁，有的人年纪轻轻就患了种种病，衰败了？《黄帝内经》里，黄帝问岐伯："上古之人，春秋皆度百岁，而动作不衰。今时之人，年半百而动作皆衰者，时世异耶，人将失之耶？"

岐伯是那时的上工，也就是现在所称的名医，对这个问题，他是这样回答的："上古之人，其知道者，法于阴阳，和于术数，食饮有节，起居有常，不妄作劳，故能形与神俱，而尽终其天年，度百岁而去。今时之人不然也，以酒为浆，以妄为常，醉以入房，以欲竭其精，以耗散其真（这几句话翻译成白话，就是拿酒当水喝，喝醉了还过性生活，生活混乱没有规律的意思）。不知持满，不知御神。务快其心，逆于生乐，起居无节，故半百而衰也。"

身体是一台机器，需要能量，要不断补充能量，这容易理解。身体在运行中也会产生废物、垃圾和毒素，这就需要排出去，这也不难理解。

在此，我再强调一下什么是调。

调——古人最关键的养生治病之道。古人能根据自然变化及时调节自己，饮食有节制，作息有规律，所以长寿。现在有的人只图一时痛快，不知节制，不知调和，身体自然衰弱了。

怎么调？生活有规律，饮食要合理，要注意锻炼，这些都很重要，但第一要调适自己的精神信仰，信仰要单一、纯洁、坚定；其次是调整自己的情绪情感情智。人有七情，喜、怒、忧、思、悲、恐、惊，这七情不注意调节，超过一定限度，就会生病，如"怒伤肝，喜伤心，思伤脾"等等。古代中医名家朱丹溪在论述乳腺癌发生机制时，断定是由于人际关系紧张，"不得于姑嫂""不得与公婆"，心情抑郁是主因之一。

可见任何事物的变化，都有两重性，既能有利于人，也能有害于人。同样，人的情绪、情感的变化，亦有利有弊。正如《养性延命录》所说："喜怒无常，过之为害。"《三因极一病证方论》则将喜、怒、忧、思、悲、恐、惊正式列为致病内因。

治疗身心灵疾病，最直接的方法就是打通身心灵运行的管道。管道一通，百病便会消退。因此，高明的医生，治病救人，一般都会直接从打通管道开始。

痛的发病原因就是不通

著名医师朱永林说："不通则痛"是指某种或某些致病因素，侵袭人体，使经络脏腑气机痹阻血脉、瘀滞不通而引起的疼痛之证。疼痛病证在临床极常见，无论外感六淫，内伤七情，均可使气血、经络、五脏、六腑不通而发生各种疼痛。

"不通则痛"是中医首先提出改善疼痛的理论，在改善疼痛病证中多以"不通则痛"为主导思想，而取得一定疗效。临床运用虽广，但范围较局限，并非只需理气、活血即可达"通"而不痛。朱永林医师对此有详细总结：

一是气机阻滞。气为一身之主，升降出入有序，内而脏腑，外而肌腠，周行全身，以维持人体的正常生理活动，情志失常，寒温失调，饮食失节、劳倦太过等因素均可使之升降失常，布达受阻，痹阻而痛，气机致痛，与肝、肺、脾、胃的关系最为密切，气机的出入升降治节在肺、升发疏泄于肝，而脾胃为气机之枢纽，肝郁气滞，肺气郁闭，脾胃气滞时可使经脉流行失常，气血运行失调，壅滞不通而产生疼痛。

二是瘀血阻络。血是营养人体的重要物质，在正常情况下，周流不息地循行于脉中，灌溉五脏、六腑、四肢百骸。血瘀于内，脉络痹，痹则为痛。气滞血瘀，寒凝血瘀，湿阻血瘀，热壅血瘀，痰瘀互结或瘀蓄内停离经妄行，均可致瘀血阻络，另外，久痛者，因气血久阻，气血瘀，血亦痛谓"痛则不通也"。运血者即是气，气行血乃流，气虚则血流迟缓，运行涩滞，致瘀血痹阻脉络，发为痛证。

三是寒邪凝滞。人体的气血，得温则行遇寒则凝，如《素问·调经论》说"血气者喜温而恶寒，寒则涩不能流。"因此寒邪侵犯人体可致气血运行迟滞，甚则凝结不通出现疼痛。

四是热邪壅遏。热壅盛，正邪相搏，则影响气血运行，加之血受热煎熬，血热伤阴，以致气血运行不畅而壅滞，发为痛症。热壅肺络，热郁肝胆，热犯心经，热扰清空，热客肌肤时均可引起疼痛。

五是湿邪阻遏。湿邪最宜阻遏气机，黏滞于组织器官，阻碍气的正常运行，导致气机升降出入运动失常，血行不畅，发生各种疼痛，湿蒙空窍，清阳不展则头痛。湿遏脉络，关节留而不去，成痹疼痛，黏重甚则周身走痛，或关节闷痛，湿困中阳。阻遏中焦气机，可致脘腹痞满疼痛。

六是寒湿阻滞。寒湿为阴邪，最宜伤阳气，阻气机致气机血运行不畅发生疼痛，如寒湿困阻中阳，脾胃升降失常，脾气被遏运化失司则脘腹痞闷或痛。寒湿困阻中阳，肝胆疏泄失职可致胁痛。

七是跌伤损伤。外伤跌仆，络脉受损，血行脉外，积存体内，阻滞脏腑经络，使之血行不畅而形成各种疼痛证。

八是饮、食、虫痰饮、食积、虫积、结石等滞留于内阻滞经脉气血不行，腑气不通，津不布达，形成各痛证。

不通必然导致百病丛生

正常的人有如一台机器，机器的油路由于各种原因而阻塞，机器自然不能发动起来，机器的电路不通，没法打火启动能源，自然也不可能开动起来，因此只有清除了油路的瘀塞，接通了火的通道，机器才能正常发动起来，才能正常工作。

人的气血不足，有的人表现在头部，气不足，血不达，头发就会枯萎变白，就会朝如青丝暮成雪，脑内就会缺氧，脑血管就会滞留瘀积，血压就必然升高，就有可能出现一系列心脑血管疾病，如脑血栓、脑梗等，直接危及生命。

如今，生活条件好了，每天大鱼大肉的吃，时间一长，便导致某些营养过剩，过剩的东西大量堆积在体内，长时间没有被调度使用的价值，慢慢地便形成了瘀阻。于是血脂浓度升高，血压升高，血糖升高，血管瘀塞，有可能进一步导致内脏各大器官受阻，各种脏腑疾病出现，如肥胖症、高血压、高血脂、糖尿病、脂肪肝等千奇百怪的疾病。

总之，一切疾病都只有一个根本原因——不通。

不通的三种表现

一个人生病了，也要具体分析不通表现在哪个方面，哪个层次，因为作为一个整体的人，不仅仅是肉体生病，而且心理、心灵也可能由于不通而导致疾病，也就是说不通可以表现在身、心、灵三个方面，如吹了一个晚上的低温空调，身体感冒了，肺部发热引发咳喘、头痛，这是指身体不通；由于四肢乏力，头痛心慌没法去上班，导致心烦意乱，进一步出现心理不通；人长期心理不通，无所追求，人际关系恶劣，有可能出现精神分裂、跳楼自杀，这是心灵出了毛病，是心灵不通的表现。

看一个人是否健康，就看此人是否身心灵全通，若能全通，则是健康的，若全不通则是大病，若是其中一个或两个不通，则会出现小病、中病。

不通的三个层次

首先，在生理层面，你如果有如下症状，如精力不济、长期贪睡、容易疲劳、身体疼痛、恶心等，就证明你身体已不通。

其次，在情感层面会表现出如下症状，如人际关系不和、烦乱、急躁、恐惧、焦虑、无能为力等，有消极、悲观、负面的思维模式，有片面偏执的想法等，就证明，你在智力上已出现堵塞。

最后，你在灵魂层面如果出现如下症状，如无追求、无理想、分裂冲突、嗔恨、找不到意义感、不幸福、不自由等，就证明你的心灵已经堵塞了。

今天，市场经济已使无数人处在高压力、高风险中，内心都十分压抑、愤怒、嫉妒，平时都处在忍耐之中，只要稍有条件，就想报复，伤害那些斗争制胜的人。也就是说，有一些心理、心灵扭曲的人，整天都在尽最大努力，想尽一切办法将对方击败，甚至整死。

我深信，今天疾病如此猖獗，正是潜意识对人类的所作所为的反应。从积极的层面说，疾病正是引导我们找回内在的喜悦和大爱，过上幸福生活的催化剂。

上游不通，导致下游处处不通

一个国家的交通有一级公路、二级公路、三级公路等，单位有上级领导、中层领导、基层管理者等，水管有一级水管、二级水管、三级水管等，生活有一级问题，二级问题、三级问题等，这一切说明什么？说明一切存在都是有层次运动的，高一级的主导低一级的。

因此，当自来水厂的总阀门、总开关关掉了，城市里千家万户都会停水；当一条街道的总开头关掉了，那条街道的住户就会停水。当你家里的水龙头关了，就只有一家停水，而不会波及别的家庭。

我打这个比喻是想说明，人生中某些关键部位、关键事件如果没有及时解决好，就有可能导致人生迅速陷入全面瘫痪状态。

如大脑主干道出现了"血栓"，就会导致大脑瞬间阻塞，马上就会出现眼歪嘴斜、手脚不灵、中风等症状。

如二级血管出了问题，那么这个管道负责的区域就会出现疾病，如疼痛、关节炎、静脉曲张等。

如三级管道出了问题，有人排尿疼痛，有可能是肾结石阻塞了尿道所致。

以上是从层次关联上讲不通导致的关联性疾病，下面讲整体关联上造成的各种疾病。

人是一个有机整体，相互之间都有影响，就拿便秘来说，一个人长期便秘，自然很容易导致口臭，出现烦躁、暴怒等心理疾病，严重的还会引发肠胃疾病及其他脏器疾病。因为身体下部的肠不通，会导致气机的逆行，影响到上面的胸部、头部，同样的道理，心、肝、脾、胃、胆其中任何一个不通，也会导致其他部位不通和疼痛，也会引出大问题。

中医特别强调"六腑以通为用"，说的就是这个意思。

如今西方医学界已划分出数千种疾病，而且针对每种疾病都有不同的归因，而且病与病之间并没有建立相互的因果关系，从而导致生病原因无限细分，使医生和病人认为生病原因千头万绪，于是误认为许多病到目前为止是找不到原因的。其实不然，就本质上来说，世上并没有千种疾病，而只有一种疾病、两种原因、三种方法、四种手段，仅此而已。

现在我们国家有那么多的医生，书店里有那么多的医学书籍，作为一个医生治病救人，如果不把握疾病的本质现象和基本的规律，是不可能真正对病人负责的，病人将自己交给这些在支离破碎的医学迷宫中绕圈子的医生，是不会有好结果的，病人只会成为现代"细分医学"的试验品。

医生正确的做法应该是一切从不通开始，只有这样，才能又快又准地切入疾病的主题之中去，否则绕来绕去，耽误治病良机，枉费心机，害人害己。

大道至简，一切复杂的表象都可以抽象出最为简洁的道理来。与其说人能生数千种疾病，不如说只有一种疾病。无论是细胞故障，还是气血两虚，还是四肢无力等，都可以用"不通"来形容，都可以用"不通"来直白地表达。

不通导致百病丛生，如今生活条件好了，每天大鱼大肉地吃，时间一长，便导致某些营养过剩，过剩的东西大量堆积在体内，长时间没有被调度使用的价值，慢慢地便形成了瘀阻，于是便有可能出现血脂浓度升高，血压升高，血糖升高，血管瘀塞，有可能进一步导致内脏各大器官受阻，各种脏腑疾病出现，如肥胖症、高血压、高血脂、糖尿病、脂肪肝等千奇百怪的疾病。

生病的两个主要原因

不通是一切疾病的本质和表现。那么，有人会继续追问，为什么会导致不通呢？究竟是什么原因导致不通？

人在环境中生存生活，内因外因的具体致病细节各有不同，但总的可以归纳为两种原因：缺营养和多毒素。

缺营养意味着人体缺乏正常运转的基本物质能量，从而导致肌体或心理、心灵不能正常运转而半停，甚至完全停止工作，使人陷入病态或死亡之中。

多毒素意味着人在运转过程中受到不利的其他存在的阻扰和打击，从而严重干扰了正常的机器运转。轻则导致慢慢生病，重则导致当场死亡。

20世纪最杰出的科学巨匠、生化学家罗杰·威廉姆斯博士指出："一般来讲，身体的细胞会由于两种原因而死亡：其一，因为得不到自身所需要的东西；其二，它们被自身不需要的东西所毒害了。"

无论中医西医的大师都说明，生病最根本的原因就两个，一是缺营养，二是多毒素。无论是什么更具体的发病原因，最后都是通过引起营养不良或毒素侵袭而达到目的的。

先说缺营养：

营养缺乏病主要是由于营养素摄入不足，消化吸收不良、代谢障碍，需求量增加或消耗过多等因素导致营养素缺乏引起的一类疾病。人是一个整体，肉体可能缺营养，心理也可能缺营养，心灵也可能缺营养。

再说多毒素：

多毒素就有许多问题要交代，首先毒素也分为三类：一是身体毒素，二是心理毒素，三是心灵毒素。如一个人自己情绪恶劣，唉声叹气，抱怨不停，走到哪里都传播负面信息、负面情绪，那么这人本身就是毒，就是心理之毒。有些书是传播黄色主题的、反人类主题的、教害人的，那就得禁止出版，因为那都是精神毒品。至于身体之毒，就容易理解了，凡是不利于身体畅通无阻的一切物质，都可以称之为毒素。

营养过剩的那个剩余，也会转变成毒素，因为过剩的那部分如果不能及时排出，淤积体内就会阻塞气血畅通，导致淤积生病。

当今时代，许多人不是缺营养，而是营养过剩，所以，如何排除过剩问题就成了医生们的重点研究课题，减肥问题，不知困扰了多少人，目前解决的依然很不理想。脂肪过剩引发的疾病更是许多人始料不及的。当然，毒素不仅仅专指营养过剩，还有大量直接伤害肌体的毒素存在，而且这种伤害日渐严重，中国多起癌症村死亡率很高，其死亡的主要原因就是污染了的空气、水、食物等中含有大量的直接伤害肉体的毒素。

古代物质匮乏，许多病是由于缺营养所致，故养生治病以补为主；今天物质丰富，运动量普遍偏少，肥胖者越来越多，因此今天养生治病，更应首先以排污、清淤为主，世易时移，方法也应与时俱进，否则，淤塞的经络得不到及时清理，内热、痰饮、津液、废物等就会淤积成结，成为一切疾病的罪魁祸首。很多医生不知道时代变了，抓养生治病的主要矛盾也应随之变化，还一味地用古代医方来套现代病，典型的机械唯物主义。这样不仅治不好病，还会把人往死里整！

缺营养和多毒素导致阳气不足，阳气不足必生病

阳气=后天脾气+先天肾气。因此，一旦我们的身体缺营养，就会导致阳气不足；多毒素，就会消耗阳气。所以说，阳气不足致病，实质上就是由于缺营养和多毒素致病。如胖子一般是虚胖，十个胖子九个虚，越胖的人越怕冷。他胖是因为有多余的废物积聚在体内啊，就是湿滞啊。生命是一台机器，多余的部分都是毒素。因此，下面我们来好好认识生命的阳气：

从《内经》开始，从《易经》开始，就特别强调：人的阳气是生命的根基。阴这个东西，阴是包括你人体的所有器官，你所吃进去的食物，各种营养成分，这些东西是属于阴的。那个阳气是居于统帅地位的，是一个主导。所以阴的东西，都是在阳的统率下，绝对不是半斤八两，平起平坐，阴阳平和。阴阳平和是指阳气主导下的阴阳平和。

《内经》有几句话，一个是"阴平阳秘，精神乃治"，还有一句"凡阴阳之要，阳密乃固"。阴气和阳气的重要性在哪呢？阳秘，当你的阳气处在一个固秘（饱满）的状态下的时候，才能达到阴平阳秘。另外《内经》有许多重要观点，比如说"阳气者若天与日，失其所则折寿而不彰"，折寿就是短命啊。易经也讲：大哉乾元，万物资始！通俗地讲：有了太阳才有生命，阳气就是人身的太阳……

从阳气入手是养生治病的总则，阳气不足则病，治病就是提升阳气。中医上讲的阴阳啊，其实是浑然一体，互相融合的，不能说这边儿就是阳，那边儿就是阴。人的元气也是一样，从出生时，他的元气就是浑然一体的，但是因为先天的东西和后天的东西又有所区别，而且两者互为其根。比如说脾胃是后天之本，而且根据五行的理论，脾属土，土能够生万物，其他四行（脏腑）都受它的灌溉，如果在中间这块出了毛病，脾胃不能够健运，那五脏就失养了，最后还要归结到后天之伤，损及先天之阳，动摇了生命的根基。

所以现在的病啊，首先就是脾胃先受伤——吃喝大量的生冷食物、饮料，生活不节制，房事过多；还有就是生活过于劳累，思想比较复杂，或者压力大等等，中医说：思伤脾啊，所以这个人首先就不想吃东西，消瘦，然后从这个地方开始，演变出多种疾病，像糖尿病、高血压……都是这么来的。

俗话说万物生长靠太阳。没有阳气就没有生命。从养生治病的经历来看：阳萎则病，阳衰则危，阳亡则死；所以救阳，护阳，温阳，养阳，通阳，一刻不可忘；治病用药切切不可伤阳。所以古人云：万病不治求之于肾。求之于肾就是救阳气。

另外，我们再看看肿瘤是怎样形成的？肿瘤这个东西最早产生是因为阳虚，阳气虚了以后，慢慢就结成小块儿，然后逐渐长大，成为一个影响人生命的东西，所以我治疗肿瘤的时候，找原点，还是在阳气上下功夫。首先保住这个病人的阳气，不要让他继续消耗，然后想办法把这个东西慢慢缩小，使这个病人暂时和肿瘤共存，然后等到它那个阳气旺了，就可以攻下，把这个肿瘤打败。所以，肿瘤，需要很长时间调理。但是肿瘤病人只要不犯错误，不要做这个放疗、化疗，生命一般都可以延长好多年。

清末民国年间彭子益的《圆运动的古中医学》这本遗书，是近百年中医史上的一座丰碑。彭子的理论源自于河图洛书五行理论，到他逝世前发展为圆运动的古中医学，他在伤寒理论篇进一步指出五行中土为中心，运中土可以溉四维，带动中气升降源源不断地供应五脏，以生命的活力，火可以生土，假使脾胃病用本药治疗无效，就要益火之源以生土。先天阳气是属火，命门之火叫阳根，阳根一拔，生命之无延，就没办法延续了。彭子还明确指出，中医的医易结合，伤寒论的全部奥秘，都在一个河图里体现了，一个河图的道理包括了中医所有的道理。他在1947年到1949年，临终的前一两年，将他一生的经验，写成了这本《圆运动的古中医学》。就把这个从《内经》《易经》《伤寒杂病论》所有的古代中医学的研究，全部继承了下来。这个书和我们现在的中医学院的教材完全是两回事。他和近代中西汇通的观点完全不一样，那和中西结合派的观念就更不一样，它是真正古代的中医学。

彭子益的基本观点就是所有病都是本气致病。什么叫本气啊？本气就是元气，就是我刚才说过的混元之气。就是人在生下来以后，脾和胃中间升降所产生的中气，中气为后天之本，是生命的支柱，十二经（也就是五脏六腑）的经气好像轮子，中气的升降带动了十二经气的旋转，于是生命运动不停，当升则升，当降则降，是为无病，一旦中气受伤，升降乖乱，就是病；中气又是五脏的后勤部，假如没有这个中气维持、不断的供养，五脏就无以所养，最后阳气就无法生存。

先天的阳气，元阳，所有病都就是因为这个东西变了。不管你受了外界多大的干预，到你这个具体的人身上，首先就表现在哪一部分（元气有变的地方）受损伤。中医治病就是以本气为主，以人为本。不管任何病，本气强的，受邪从阳化热、化实；本气虚的，从阴化寒、化虚。

就算有些病是受外因的伤害，但是很多年都搞不清楚是哪有外邪，或者是哪一种外邪伤害了元气，最后归结到他目前的证候，首先建立、巩固他的后天。脾胃为后天之本，五脏皆禀气于胃，"有胃气则生，无胃气则死"，通俗地讲，就是你首先让他吃得下饭，他才有抵抗力。

再一个就是肾气，脾肾为人身两本，治病要以顾护两本为第一要义。

古人有个形象的比喻，脾胃如釜，就是把脾胃比作是灶台上的锅，肾气为釜底之火，肾气就是肾阳，就是锅下的火，锅里面有各种各样的食物和水，火力不够，这个水和食物怎么才能熟得了？所以到最关键的时候，要照顾锅底之火。保护少阴经的那个元阳，元气不要走散。

脾属土，凡是脾胃病，假使理中不效，速用四逆。四逆汤是回阳的，补肾阳，所以就是补火生土！中气伤犹可救，肾气伤，彭子益叫作：拔阳根，从根拔起，生命终结！

总之，生病的原因找到了，治病的大法自然就不难了。

病根就是缺营养和多毒素

如今数以千万种病症，人们发明了许多不同的方法去对付那些疾病，他们认为任何一种疾病都有不同的病症、病因和改善方案。

如某人得了糖尿病，医生便告之注射胰岛素来降低血糖，而不是去找根治根，得了高血压，医生便告之服用利尿药来救治；得了心脏病的病人被告之去做心脏搭桥手术，而不是去逆转他们的心脏病；得了癌症的病人被告之去做化疗手术，而不是去治愈他们的癌症。

这一切一切正如一棵大树不同部位生病了一样，开的花朵很小，叶子枯萎，你不去从根上补充水分，而只在叶子花朵上做文章，只关注病态的花和叶子，自然不可能彻底解决问题，正如某人屁股上长了一疤已化脓，你只关注那个脓，只想把那个脓洗干净，而不去找生病的根本原因，也是不可能解决问题的。头痛医头的方案是不可能行得通的，而且是越治病越深。

许多医生大量的时间都用在了记住那些千奇百怪的病名及不同病因和不同的对付手段上，这是一种误导，害人不浅。

治标不治本，到头一场空。

治标先治本，疾病立不稳。

治标兼治本，康复快且准。

心理、心灵病也可归纳为缺营养和多毒素。

不仅是肉体疾病，心理、心灵疾病也可以归纳为两个根本原因：一是"缺营养"，二是"多毒素"。如一个人被老总狠批了一顿，他回家后十分痛苦，表面上看来是老总造成了他的痛苦，实际上一方面是他心理缺乏正气，缺乏是非观，缺乏价值判断标准，也就是缺乏人生处理逆境的信心、智慧，缺乏有利于转化痛苦，有利于生命正面建设的"营养素"；另一方面是他大脑内、心理中有过多不利发展的观点在误导那个批评在错误地评价那个批评，我们把那些错误的干扰叫"心理毒素"。所谓近墨者黑，近朱者赤亦是如此。依此类推，心灵疾病也是如此。

健康就是营养充足和排毒畅通。人们对健康下了无数个定义，我今天再给大家下一个更具体的定义：健康就是人需要的营养充足和排毒畅通的最佳状态。一个人只要身体、心理需要的营养供给充足了，那么他就能使这台机器充分运转，只要把身、心、灵讨厌的无用的物质和毒素迅速排却体外，那么，这个人就能活出生命最佳的状态。非洲许多人长得皮包骨，显然是缺营养，经济发达国家，许多人过于肥胖，显然体内堆积了大量的毒素，有待迅速排除，否则，就会生出许多其他疾病。

大多数人都死于无知。疾病从来不会无缘无故地产生，生病的原因通常都是我们对自己的个人健康需求一无所知或置之不顾造成的。最主要的是不知道自己这台机器需求什么营养，你到马路上去咨询一百个人，几乎没有一个人能回答全人体需要的基本营养素，至于人体需要的那些营养素具体从哪些食物中来，则更是一无所知，偶尔有些人知道，也是一知半解。

如今，中国许多人经济富裕，都在大谈养生，虽然有些人已知道了人的需求，但这些知道的人中间又有一部分只开了个头便煞了尾，因为他们认为很难坚持下去。如今,大多数人都置身体于不顾,去追求那些虚幻的东西。

另一个原因是不知道体内的毒素堆积如何排除,如我们从外界摄入的许多东西会带有毒素,因此时间一长,我们的身、心、灵就会慢慢被毒死,就陷入了瘫痪状态。

既然大多数人都死于无知,那么,有什么针对措施可以采取呢?那就是学习和实践。一是学习正确的养生治病理念,二是学以致用,知行合一。

小我必然导致阴阳失衡,百病丛生

西医在解决急性病问题上可谓精彩纷呈,但在解决慢性病方面几乎束手无策。为什么慢性病难治?因为一切慢性病都是社会病,而急性病都是生理病。病这东西,来得快的就去得快,因为邪气侵入不深;来得慢的就去得慢,因为邪气侵入太深。慢性病是怎么造成的呢?

我认为:黑白颠倒、是非混淆、心为物役的人类社会是个大染缸,它极大地污染了人的心灵,使人变得自私、懒散、愚昧、烦恼,严重削弱了心灵的智慧力、觉悟力、慈悲力、意志力等精神的伟力,使肉体失去了英明的统帅。

我有明珠一颗,久被尘劳封锁。一朝尘尽光生,照破河山万朵!

神秀说:身是菩提树,心如明镜台;时时勤拂拭,勿使惹尘埃。

慧能说:菩提本无树,明镜亦非台;本来无一物,何处惹尘埃?

面对物欲纷呈的社会,能够像神秀那样时时勤拂拭已经很不简单了。若能做到慧能的境界,真是修来的福分。

五光十色、物质泛滥,热衷享乐的人类社会是个大暖房。它严重娇惯了人的肉体,使人变得怕风怕雨,怕冷怕热、怕苦怕累、怕饿怕渴……变成了生活在暖房中缺乏生命活力的花草。

脆弱的心灵、娇贵的肉体,一阴一阳的失衡,合成了人最本质的慢性病。

在古代生产力低下的早期社会中,惨烈的战争、残酷的天灾、可怕的瘟疫等阳性的灾难，常常会掩盖了阴毒的慢性病，从而使它退居次要矛盾。时至今日，生产的发展，社会的进步，医学的提高，矛盾的转化、人民的觉悟，促使阴毒的慢性病日益成为今日人类的头号杀手和社会面临的主要矛盾。

特别是以往在面临瘟疫、战争、灾难和各种急性病患时，现代医学一直都是人类强有力的保护神。然而，事物总是一分为二的，现代医学既有其长，也有其短。面对各种慢性病的防治和康复，现代医学特别表现出了它软弱的另一面。

今天，有很多慢性病、身心病和亚健康等，现代医学都是无法治愈和康复的。理想的状况是终生吃药，长久维持。

今天，有很多很多的癌症、白血病、心脑血管病、糖尿病、肝肾病等典型的慢性病患者，已经给千百万名患者及家庭亲友带来了极大的身心痛苦、沉重的经济负担和很高的死亡率。如果再要加上占全人口半数以上的亚健康和肥胖症患者，他们共同合奏了一曲当今中国和现代世界最强烈的不和谐音乐。

中国和世界虽然每年都投入了极大的人力和财力，用于加强现代医药科学，加强健康投资，研究各种慢性病的防治和康复，但是结果不但没有取得实质性、突破性的进展，而且形势还变得日益严峻。根据世界卫生组织的预测，全球性癌症大爆炸的时代即将来临，那时候全球每年将新增2000万癌症患者。与此同时白血病、心脑血管病、糖尿病、肝肾病……和肥胖症等各类慢性病患者，也都和癌症患者相类似，都在高速度地发展着。

各种慢性病的改善，关键在于强本，在于加强身心的整体和谐和全局健康。然而现代医学治病，只是治标，不能强本，而且有时还严重地损伤和毁坏了本。今日绝大多数的癌症和白血病患者，就是在这种名曰"治癌"，实为毁人的过程中，把许多患者治伤了，治垮了，治死了。

几百年来多数的癌症患者们固定不变地随着潮流共同走着可悲的老三步：一是极大的身心痛苦；二是经济上倾家荡产；三是最后常家

败人亡。

今天这样的改善悲剧不但发生在癌症和白血病的患者中，而且也经常发生在其他各类慢性病的改善中。几百年的历史，无数慢性病改善中的得和失告诫人们：改善慢性病，迷信现代化、依赖医和药、效果常不好。在养生和治病这个非常重要的领域中，人们特别需要转变观念，改革创新。

《黄帝内经》《内经》《道德经》和《佛经》等很多中华经典，都是"医学"宝典。它们几乎都是围绕着道德二字系统展开的"健康"文化"医学"文化（改善各行各业之病）。

何谓道德？一阴一阳、阴阳相济，对立统一为道；顺道而行，努力实践，行胜于知是德。道德的哲理是世上一切是非和善恶最根本的分水岭，也是大大改善人类社会一切慢性病的总纲。

千万年的人类历史，无穷尽的光辉实践，通通都可以证实：人们只要紧紧抓好这个总纲：学道、明道、悟道，全面持久实践。便能纲举目张，走上彻底改善各种慢性病之坦途，可以创造各种"治病健体"的奇迹。

世界真奇妙，身心多奥妙，只有辩证法，只有系统论，只有佛道的文化，才能高屋建瓴，胸怀全局，剖析阴阳、全面深入、认识事物、明白是非、坚持善行、得到善报，使生命一步一步行进在智慧阳光的大道上。

总之，一个人，一个组织，一个国家，如果阴阳失衡，就必然会生病。

"小我"必然导致不通

"小"是什么？汉字千千万，我为什么要引进"小"和"大"两个对立的字呢？因为我在"幸福"大纲中谈到了"关系宇宙"的本质是万物共生依生，绝没有独生。正是基于这个总前提、大背景，人生最要注意的是不能成为"小人""小我"，这是"关系宇宙"之大忌。

何谓小？断裂是小，分裂是小，碎片是小，局部是小，小圈子是小，小格局是小。小的直接危害是什么？是直接导致人生痛苦。或肉体痛苦，或心理痛苦，或心灵痛苦。小就是堵，一切小我都是因为堵造成的。

拿身体来说，气血不通，肠胃不通，经络不通等都导致一个完整的肉体被分裂被隔断，而形成肉体之小。肉体本来是统一的，是一个整体，是相互关联、相互依存、相互共生的有机体，各系统之间既分工又统一，既各司其职又协调统一，各个器官都能各自站好自己的岗，为整个身体尽到应尽的责任。如此一来，身体便自然流畅，健康协调。

拿心理来说，如果你为取得一点点小成绩而沾沾自喜，这是小；如果你发怒，这是小；如果你为某亲人生病而哀伤，这是小；如果你为私欲实现而快乐，这种乐是短暂的，依然是小；如果你为事业惨败而悲，这是小；如果你让别人中了你的圈套，因受到威胁而恐惧，这是小；你求不得，怨憎会，烦恼炽盛，爱别离，都是小。人只要在任何一种负面情绪之中，你都在小中。

再谈心灵的小。如果你的人生十分孤独，这是小；如果你听音乐，一句都听不进，这是小；如果你与人沟通，心不在焉，这是小；如果你吃饭时在想别的事，这是小；如果你开车炒菜时，在想别的事，这是小；如果你工作三心二意，这是小；如果你看见什么都不顺眼，这是小。凡是你所看的只看到局部，是小；只听到局部是小；只闻只嗅只尝到片段都是小。只要处在身见、边见、邪见、见取见、戒取见等一切偏见、断见和妄见之中，你就在小中。

总之，小就是你处在局部之中，处在碎片之中，处在一切低俗、狭窄和肤浅之中。

"小"是靠什么造成的？

人体疾病的根源在哪里？中医认为就在于"瘀积堵"。每个人体内的痰湿、瘀血、食积、水湿、内热、浊气等等这些都是瘀积。人人体内都有瘀积，瘀积无时无刻不在产生。这些瘀积会随着气机的升降，潜伏在我们的经络里、血管里、肠道里和细胞间质之间，它们在体内几乎无处不能到达，当这些瘀积积累到一定程度就会滋生出疾病来。如果你体内气血正常运行受阻，运行就会慢下来，甚至停滞不前，血液停滞下来郁积变质，失去生理作用，形成瘀血，瘀血的形成又进一步阻碍了气血的循环，结果身体就会出现麻木、疼痛、肿块、瘀斑、脉沉涩等各种症状，疾病便因此而产生了。

如果你体内痰湿过盛，黏附在血管中，导致血流不畅，就容易患上高血压、高脂血症、糖尿病、冠心病等疾病。冠心病就是由于心脉中产生了瘀积而血流不畅引起的。瘀积是大多数疾病产生的根本原因，如果不从根源上去疏通这些瘀积堵，只去简单治疗疾病的表象，就算一时治愈了，疾病还是会复发，这就是平时我们说的"治标不治本"。

心理之小的根源在哪里？心理学、宗教学都认为是由于每个人的情欲堵而造成的。人人都是有情欲的人，情有七情，喜怒忧思悲恐惊，欲有六欲，佛家认为有情众生导致人生痛苦的最直接的原因是贪嗔痴"三毒"。

每个人都有正常的需求，但贪嗔痴却是过了度的外求，而且古往今来不知害死了多少人，正因为如此，才被命名为"三毒"。除了"三毒"之外，慢、疑也是大问题，"贡高我慢"，自己有点能力，成功了，就自认为了不起，就认为自己高人一等，如此一来，他人就会疏远了，人就处在小中了。

人是患得患失的人，总是对过去后悔，对当下抱怨，对未来恐惧，人生几十年，没过过几天无忧无虑的日子。总之，情和欲并不和我们的智力成正比，我们的智力永远赶不上情欲、物欲的膨胀速度，苦而没有足够的智力化解，苦便愈积愈多了。

科学惊人发现：恨就会堵塞，爱就会畅通

"意念真的是不可思议。"美国大卫·霍金斯博士说："很多人生病是因为没有爱，只有痛苦和沮丧；振动频率低于200易得病。具备大慈悲的佛菩萨名号正能量是非常惊人，信心精纯，足以治病。"

在美国的大卫·霍金斯博士，是一位医生。在美国很有名，他治

疗了很多病人，来自世界各地。他每天接触到一千多个病人，有时人数太多，他就请助理们帮忙，他说他只要看到病人就知道这个人为什么生病，因为从病人身上找不到任何一个爱字，只有痛苦、沮丧整个包附着他全身。

后来他发现，凡是生病的人都是用负面的意念。

人的振动频率如果是在200以上就不生病。通常这些人的振动频率低于200，低于200是哪些意念？喜欢指责别人，大概只有三四十，不断指责别人过程当中就消减自己很大能量，所以振动频率低于200。这些人得到很多不同病。

最高的指数是1000，最低的指数是1。1～1000是以10的1次方到10的1000次方这样来算，所以1跟1000之间的等级是相差了很多的。不是说它是10的1次方，到10的1000次方。

他说在这个世界上，振动频率最高的他看到是有700，这700以上的是开悟、觉悟的人，他的能量特别足，这些人出现的时候，能够影响一个地方的磁场。

他看到天主教一位诺贝尔和平得奖得主特瑞萨修女出现在颁奖会上的时候，全场气氛相当好，全场振动频率非常高，没有一个人起一个恶念，为什么？因为她的振动频率让全场的人都感受到她能量，不起恶念。

这其实就是佛经里面所说的依报随着正报转。当正报能量很高，整个依报能量也会特别高。

当很高能量的人出现的时候，就带动整个万事万物，所以他也说当一个人有很负面意念的时候，不仅是伤害他自己，也让周围环境磁场整个就变不好。

他说他做过百万次案例，全球调查过不同的人种，答案都是一致的。只要振动频率低于200，这个人就生病。他发现有病的通常在200以下。

200以上的就没有病，200以上的意念有哪些？喜欢关怀别人，慈悲、爱心这些都是高的振动频率，达到400多到500，喜欢慈悲喜舍，帮助别人关怀别人，净定安乐，这些都是很高的振动频率。

相反的，喜欢嗔恨，喜欢指责别人、怨恨人，这些都相当的低，这些低的振动频率就是导致癌症、心脏病种种病的原因。

所以他从医学角度告诉我们，意念真的是不可思议。

"堵"与中观的关系

佛教的中观是在缘起性空的"空"的基础上阐发出来的。谈"空"谈到一定的程度，就会过分强调"空"的"伟大"，一个东西一旦"伟大"，就必然有人站出来唱反调，唱反调的人自然不能泼妇骂街，得拿出更合逻辑的思想观点来，于是"空"的市场自然被夺去一半。双方彼此论辩，谁也赢不了谁，于是有一位龙树菩萨站出来说话了，既不能偏空，也不能偏有，而应该是既是空又是有，空是性，有是相，空相不二，不二即中，最后得出了以"中"的态度观察世间万象的方法，故名"中观"。

"中观"在本质上首先是一种思维方式，它与中国传统文化中儒家提出的"中庸"和道家提出来的"中道"大同小异，都是对我们认识世界全面性和深刻性真理的洞察。

具体将此思维方式用到致病致堵塞的生活上，就是要求我们不能偏执某种饮食习惯，否则会导致某些营养过剩而另一些营养严重欠缺。我们平时不能太挑食，要广泛摄取多种营养。万物皆被我用，博采众长，不偏不执。

"中观"强调的是智慧的产生和拥有，虽然也讲开悟成佛的全观、整体观状态，但依然看得出偏重于智慧。

对于肉体、心理和心灵堵塞致苦，中观是有实际效果的，比如对心理不平衡来说，你知晓中观法则之后，就不会再认为社会、他人对你不公平，而应知道，一切都是活该，都是"自作自受"。因为你处理不好人际关系是因为你只关注自己目标的达成，不管他人的成败苦乐，不能兼顾他人的情感和需求，不能共生共赢，不能中观，自然会产生痛苦！

"堵"与唯识的关系

佛教强调唯识,主要是为自圆其轮回学说,次要是为了强调"一切唯心造",这是唯识存在的必要性。先说轮回。既然佛教基本教义讲前世因果,讲业力轮回,那么,一定有个什么东西在主宰轮回,在导向轮回。不然,业力轮回学说是不成立的。于是找来找去,便从身心灵中找到了如来藏,找到了种子学说。

用现代语言表达,大致类似于基因遗传学说,在我们的潜意识之中,用佛教专业术语说,在第八识阿赖那识之中,必潜藏着一切平时起心动念留下的记忆痕迹,这人生中有如一台录像录音记录器,将你的历史全部记录在案,刻在阿赖那识之光之中,刻在如来藏中,而且这些光盘的内容具有遗传功能。正因为如此,我们的未来就进入了光盘,能够向下一级、下一代或下一轮事件环境中传递。

正因为如此,肉体健康基因有父母及其所有祖先的历史记忆,心理心灵也同样有古往今来的万相的历史记忆,就算切断历史,只算一个人一生的命运,那也是有八种心识的功用,如果我们的眼、身、鼻、舌、声、意、末那识和阿耶识有问题,不能全维感受体验领悟人生,那么,就必然产生偏见、断见和妄见,就必然会形成堵塞。

另外,每个人都有一个看不见的心,这个心就是关系宇宙精神在个体中的显现,这个心识是十分了不起的,简直可以说"三界唯识,万法唯心",世界上的一切都是心造成的。心的力量是十分巨大的,而且具有十分大的弹性,你想成为小人,你就能心想事成;你想成为英雄,你就能成为英雄。一切都能用心造成。今天,我们特别强调"一切从心开始","做事先做人,做人先修心",这都是从不同角度在论证唯识学说的了不起。如果我们的心渺小,那么人就必然渺小;如果我们内心无光,那么我们的脸上我们的人生就不可能有阳光;如果我们心高气傲,心神不定,心慌意乱,心术不正,心狠手辣,那么,我们的人生就必然走向惨败。

前面讲过,通心,显然是在强调心的伟大,在强调能不能成佛,唯一的判别式是看彼此心是否相通了。心堵塞则不能见如来,不能超越,不能开悟成佛。

如果说中观的侧重点是强调智慧，那么唯识的侧重点是强调轮回报应和心的伟大，除了此二条分支之外，佛家大乘学派说佛陀之转轮——初转说小乘法，次转法轮说般若，末转法轮说瑜伽行与如来藏，其中"瑜伽"强调的却是连接实践，是直接通心。瑜伽的本意包括连接、结合、归一、同一、和主旨，与宇宙和至尊联系在一起，由此可见，瑜伽的修炼就可以当下成佛。《瑜伽经》中说瑜伽就是控制心意的活动，控制心识的活动，这正与"三界唯心造，万法唯识成"相合，要想成佛，最关键在心的控制。

三、身心灵诸疾病解决的办法——打通

三通养生哲学核心理念

中医"三通养生哲学"的基础原理认为，一个人只有把握了身、心、灵三通，才能真正高屋建瓴地亲证健康、快乐和自由。中医目前的危机是中医世界观的危机，误区是只侧重身体健康，不注重心理和心灵的健康。

肉体的健康虽然重要，但决定肉体健康的却是心理和心灵。当然，经络畅通、气血充足、脏腑强健能直接反映一个人的健康态，这三个方面的其中任何一个或者几个方面出现了问题，就会视程度的不同而出现健康状况的异常，呈现亚健康或者疾病状态，中医最讲究的是"整体观念，关系协调"，始终把握身体、心理和心灵的动态进化主次关系平衡，始终把握身体的经络、气血、脏腑三者的动态进化平衡，才是实现健康和慢性疾病康复的关键所在。

如何实现身心灵三者的动态进化平衡？

必须保持物质、能量、信息在身体中的流动性进化关系平衡。

生命是一个流动的世界，无时无刻不在和关系宇宙的动态进化世界

进行物质、能量、信息的交互和激荡，无时无刻不在共生、和谐地推进天地人等宇宙万物的演进。

比如从身体通的角度讲，必须采取"饮、睡、拉、行、食"的整体养生和科学养生方法，可以把"五要素"简单地概括为食也、眠也、拉也。

近八十年多的实践证明，凡是认真运用中医"三通养生哲学"整体养生保健方法的人，都程度不同地收到了好的效果，一些原来每年都要住几次医院的慢性病患者不用住院了，各种亚健康症状得到了缓解和改善，许多长年用药的慢性病患者逐渐停药或者减量，精气神都明显得到提高，老年斑逐渐淡化甚至脱落。

《黄帝内经》中的养生三原则：排、调、供

《黄帝内经》是一部理论性极强，内容异常丰富、全面的医学著作。但纵观全篇，真正涉及药物内服的治疗方剂则数之寥寥，可是在针砭外治方面，预防养生方面却占有很大的篇章，尤其是提出的清积、和中、养元三原则，更是精辟绝伦，完全奠定了中医养生治病方法论的战略框架。

什么是清积？清积就是排污，就是清除身心灵内部的垃圾、废物和毒素。

什么是和中？和中就是调匀，就是调和身体内部不均衡的物质、能量和信息。

什么是养元？养元就是固本，就是补充和培育身体内部的精、气、神。

首先我们讲清积——排。

中医有个概念叫"积聚"。积聚分为：气积、血积、食积、酒积、痰积、肉积、水积、乳积……这些积滞犯于经络则经络湮瘀，犯于血脉则血脉阻塞，犯于五脏则五脏受累，犯于筋骨则筋骨遭殃。究其积聚的成因，中医认为有外因和内因两大因素。

所谓外因，中医认为是"风、寒、暑、湿、燥、火"等外邪的侵害；所谓内因则是暴饮暴食等不良生活习惯造成营养过剩、运动量减少使营养物质不能消耗利用而积存体内、或因情志抑郁造成阴阳代谢失衡、有毒物质和惰性物质不能及时排泄而滞留体内，这就是造成积聚的主要原因。

中医认为，风为百病之长，积为百病之源，先积而后着风。我们不妨结合积聚的成因来看一下现代疾病及亚健康症候群中没有一个不与积聚有直接因果关系，故有十人九积之叹！庆父不死，鲁难未已，积聚不除，人何以堪。《素问·汤液醪醴论》针对上述"嗜欲无穷，而忧患不止，精气驰坏，荣泣卫除"的普遍现象，响亮地提出了"清积"这个典型的调治原则，用清泻祛积的方法，疏通洗涤脏腑血脉，这样才能达到精神自生，形体自盛，骨肉健壮，健康长寿的目的。

其次讲和中——调。

调有调匀之意，调是平衡法，目的在平衡身心灵的物质、能量、信息。调的终极目的是和，因此，"调"和"和"一般会组合使用，因为他们有相同的目的。

和法是中医养生的重要原则，《素问·五常政大论》指出，无积者求其脏，药以祛之，食以随之，和其中外，可使毕已。

大意是：由于积聚糟粕长期盘踞在人体内，不同程度会给各脏腑功能造成一定的损害。如同盗贼潜入家中，必先开门驱贼，就是先以药祛积，无积后当求其藏，食以随之，以食疗调其肠胃，和其中外，修复藩墙，方可万事大吉。

"中"从广义讲，泛指体内腹腔，有"中府""中州"之谓；狭义讲，指的是脾胃或消化系统。中医对脾胃及其功能高度重视："脾胃者后天之本"，认为人的健康长寿与否，根本取决于脾胃的壮旺与否。再者，脾胃为人体营养敷布的总枢机关。《素问·经脉别论篇》指出："饮入于胃，游溢精气，上输入脾，脾气散精，上归于肺，通调水道，下输膀胱，水精四布，五经并行，合于四时五脏阴阳，揆度以为常也"。由此可见，脾胃不但吸收水谷精华，分布人体所需营养，而且还有统调脏腑阴阳，经络血脉的关键作用，中医所说的"得胃气者生，失胃气者死"就是这个道理。从这上面看，调理脾胃、和其中外的养生原则就显得尤为重要了。

调就是中国哲学的中和思维、中庸思维，这种思维在观察分析和研究处理问题时，注重事物发展过程中各种矛盾关系的和谐、协调、平衡状态，不偏执、不过激的思维方法。

中和思维发端于《周易》，"中和"一词，最早见于《中庸》。《中庸》说："中也者，天下之大本也；和也者，天下之达道也。致中和，天地位焉，万物育焉。"在中国哲学中，"中"即中正、不偏不倚，是说明宇宙间阴阳平衡统一的根本规律以及做人的最高道德准则的重要哲学范畴；"和"即和谐、和洽，是说明天、地、人和谐的最佳状态以及人类所共同向往的社会理想境界的哲学范畴。"和"与"中"的概念虽略有差别，但有密切联系，常常互为因果、并举并用。与"中和"相关的概念有中庸、中行、中道、时中、和调、和洽、平衡、平和等，都表达了中和的思维方式。

中和思维的基本特征是注重事物的均衡性、和谐性，行为的适度性、平正性。平衡和不平衡是事物发展过程中的两种状态，所谓平衡就是指事物或现象不偏邪、不越位、不杂乱、不孤立，无过无不及，处在均势、适度、协调、统一的状态，也就是处于中和的状态；反之就是不平衡，就是背离中和状态。《黄帝内经》所说的"阴平阳秘，精神乃治"（《素问·生气通天论》），指的就是健康人体的一种平衡状态。

第三就是养元——供。

虚则补之，一般来说是讲补气、补血、补充营养等，不过，在所有的补中，最核心的还是养元固本。

元气是人安身立命，健康长寿的总宰，是人体精、气、神统摄的总汇。清代医学家徐灵胎这样描述说："元气者，视之不见，求之不得，附于气血之内，宰乎气血之先，其成形之时，已有定数"。并说："无火而能令百体皆温，无水而能令五脏皆润，皆赖此也"。这就是说，元气是人的生命之本，生命之源。虽然它视之不见，求之不得，但它却是实际存在的，并且对人的身体健康，生命寿夭起着决定性的作用。他还把元气对于生命比喻为薪柴与火的关系："譬如置薪于火，始燃尚微，渐久则烈，薪力即尽，而火熄矣。其有久暂之殊者，则薪之坚脆异质也"。

大意是：生命的长短，取决于元气的盛衰，就像火燃的久暂，取决于薪质的坚脆是一个原理。谈到养，很多人就会认为养就是补，这是一个误区。养和补是不是同一个概念？并不尽然。

补的总原则就是必须遵循"虚则补之"，无论是生理性的还是病理性的，只要出现了虚损现象，就可进补。在具体使用时应坚持以下几点：

长期性：坚持少量、长期、多次、平衡的原则，做到细水长流。老年人的虚损并非短时内所致，有的是生理性，有的是因疾病因素引起。因此在进补时切忌有一口就想吃成胖子的想法。短时内服用大量的补益药物，不但无效，反而会有反作用。只有坚持细水长流的原则，才能从根本上改善体质。同时必须认识到任何一种或一类补益药的长期使用都有可能导致机体的不平衡，因此必须综合进补保持平衡的原则。

个体性：坚持辨证施补，缺啥补啥的原则，做到进补用药有针对性，因人而异。这是一个十分重要的原则。在日常生活中经常可以见到朋友之间互相推荐某种补品，但服用以后，有的有效，而有的则无效，甚至出现副作用。这是为什么呢？究其原因就在于每个人的身体、体质状况和虚损状况不一样，自然补益药物的选用也应不同。也就是说，补益药物的选用必须具有个体性。如气虚则补气，可用黄芪、人参类的药物；血虚则补血，用熟地、何首乌、当归等药物；阴虚则补阴，用沙参、枸杞、麦冬等药；阳虚则补阳，可用菟丝子、补骨脂、仙灵脾、杜仲等药物。如是气阴两虚或气血不足，则气阴双补、益气补血。

多样性：坚持在辨证施补的基础上，强调全面综合的原则这其实是上面所提到的个体性、时段性、季节性的综合。多样性至少包括两个方面：一是服用内容的多样性。因人的身体状况随时在发生变化，服用的保健品的内容也必须随之改变，包括季节性的改变。二是服用形式的多样性。既可以服用包装考究的保健品，也可以是菜肴、食品、点心、茶水等形式。

《素问·五常政大论》里明确讲道："夫经络以通，血气以从，复其不足，与众齐同，养之和之，静以待时，谨守其气，无使倾移，其形乃彰，生气以长，命曰圣王。"就是说养是有前提的，必须先清除糟粕，疏通经络，调和气血，修复脏腑，这是关键。因为人体是一个有机的整体，体内营养通过脏腑是会相互转化的，也会相互补充。

我们通过调整脏腑功能，把那些惰性的功能激活为积极的功能，把那些无用的物质转化为有用的物质，通过调整，使阴阳得以平衡，元气得以濡养，精气得以充盈，这样"调"字当头，养也就在其中了。通过调养，使人体呈现一个高度和谐统一状态，从而达到健康长寿的完美境界。

中医三法的运用

中医有三大类八种技巧治疗：在临床运用中皆需掌握分寸，太过或不及，用之不当，皆能伤正。蒲辅周先生的名言是："汗而勿伤、下而勿损、温而勿燥、寒而勿凝、消而勿伐、补而勿滞、和而勿泛、吐而勿缓。"

第一大类方法——排法：

汗法：汗而勿伤

汗法是外感病初期有表证必用之法，邪在皮毛，汗而发之。"体若燔炭，汗出而散。"伤寒喜用辛温、温病亦喜汗解，但最忌辛温，温病宜用辛凉透表之法。温病虽禁汗，但也要通阳利湿，不得微汗，病必难除。热病虽有寒温之分，但外邪的侵袭，由表入里，治疗均已表散，透邪外出，就是汗法的目的。当汗而汗，病邪随周身微汗而解，当汗不汗，则为失表，病邪由表入里。不当汗而汗为误汗，大汗伤阳，过汗伤阴耗液。

汗法用药，要因人、因时、因地、因病而异。春温、夏热秋凉、冬寒，季节不同、症候不同、用药不同。见一经之证，只用一经之表药，两经三经合病，则用两经三经的表药；表里合病，则表里合之；营卫合病，则营卫合治。用药师古人之意，不可拘泥古人之方。伤食、痈疽、痰饮、瘀凝、积聚、具有寒热须四诊和合参，以免勿汗误人。

汗法辨证选方要适宜，方剂讲究配伍，煎服之法也应注意，当中病皆止，不必尽剂。用量宜轻，宁可再剂，切勿重剂。

下法：下而勿损

下法就是攻法，病邪在里则攻之。下法也是急性热病的常用方法。无论伤寒、温病、内伤杂病，有里实则均需攻下。攻下的目的多是攻逐肠胃邪热结实，亦有泻水、逐痰。攻逐瘀血之用。下法有寒下、温下、润下和攻补兼施，毒火宜急，风火宜疏，燥火宜润，食积宜消下，瘀血宜通下，水火互结宜导下。近来有一种用药倾向，闻补则喜，闻下则忧，须知攻逐邪热，有故无损。我曾用控涎丹治疗老年癌性胸水的患者，效果就很好。对于渗出性胸膜炎的患者用下法，既让患者免去了抽水之痛，恢复也较好，而且没有反弹。"急下存阴，下不嫌早"确为经验之谈。

所谓误下伤阴，苦寒太过损伤胃阳，与现在我们有些医生的用药观念有关系，一见炎症就是清热解毒，大剂芩连，此类不良后果最为多见，当引以为戒。

吐法：吐而勿缓

吐法是治病邪在上焦胸膈之间，或咽喉之处，或痰、食、痈、脓。"其高者引而越之"，古人治危急之证，常用吐法，如瓜蒂散，吐膈上之痰。朱丹溪治妊娠转孚尿闭用补中益气汤探吐。张子和用双解散探吐。外邪郁闭在表，先服一点对症药引吐，吐法似有汗法的作用，其效甚捷。缠喉诸症，属风痰郁火壅塞，不急吐之，则喘闭难忍。食停胸膈，不能转输消化，胀满而痛，必须吐之。中风不语，痰饮壅盛，阻隔清道，亦必用吐法。躁狂癫痫，痰闭清窍，更须用吐法。

中医的八法适应了表里寒热虚实不同的症候。但病邪致病极为复杂，有时需数法并用。数法合用又有主次轻重之分，所以虽为八法，但配合之后灵活多变，"一法之中，八法备焉，八法之中，百法备焉"。临床上用八法治病需灵活掌握，谨守病机，但求勿失。

清法：寒而勿凝

阳盛则热，热之极为火，有表热、里热、实热、实火、郁热、郁火等。而"阴虚则热，烦劳则张"则为虚热。清法就是"热则清之"，清之泻之指的是实热，而虚火当用温补。清法有清热解毒、清营凉血、清热解毒、清热祛暑、清心利水、清肝逐湿、清肺化痰等。

清法是外感热病常用的方法，表证发热者，宜散而清之，既"火郁发之""体若燔炭，汗出而散"。清里热要根据病情，到气才能清气，清气不可寒滞，如生地、玄参之类，用之反使邪不外达而内闭。辛凉之中勿加苦寒，如在白虎汤中加入三黄反不能清透其热。里热结实，泻下以清之，以承气撤热，亦是清法，有釜底抽薪之妙。热入营分宜清营泻热，透热转气，热在血分，宜凉血散血。若阳盛拒阴则需加入姜汁反佐。

七情气结，郁火内发，当辨脏用药，"阴平阳秘，精神乃治"，不可概用清法。凡用清法，当需顾及脾胃，必须凉而勿伤，寒而勿凝，避免热症未已，寒症既起。

消法：消而勿伐

消法即消散之意，指通过消食导滞、行气活血、化痰利水等方法使有形之邪逐渐消散的方法。《素问·至真要大论》"结者散之""坚者削之"即指消法而言。

病气壅滞不通，必用消导疏散之法，对于病势急迫，形症俱实的必须急下，当用下法，而对于失治或误治迁延日久，病邪聚而不散，日益牢坚，需用消法。消法一般常用于食积、痰核、积聚、症瘕，现常用于肿瘤的治疗。消法用药多俱有克伐之性，在消散病邪的时候当顾及正气，即消而勿伐。消而勿伐，消的是病，不是要消伤正气，使用消法要辨明病之所在，或在经络，或在脏腑，分经论治，有的放矢。并当兼顾患者的体质强弱，或先消后补、或先补后消、或消补兼施，现在临床上还须辨病，应诊断出是何种疾病，应当辨病和辨证相结合治疗。对于一些癌肿前期的病人应先手术再行中医治疗，以免引起不必要的纠纷。

外感热病，临床上多有兼症，或夹食、或夹痰、或夹瘀、或夹水，必佐以消法，乃得其平。冷食所伤，温而消之。食积化热，消而清之，攻伐之法，必须有的放矢，才能有故无损，消而勿伐。

第二大类方法——供法：
温法：温而勿燥
温法就是"寒则温之"，有温散、温补、温热等。既有参、芪术、草平和之温，亦有附、姜、桂燥热之温。温法有温中祛寒、回阳救逆、温经散寒、温化寒湿、温化寒痰、温补肾阳等功效。

"阴盛则寒，阳虚亦寒"，形寒饮冷为伤寒，寒邪入脏，名曰中寒，而阳虚生寒，则为虚寒。临床要具体分析寒在何脏，虚在何脏，要辨证求本，有真热假寒之证，切不可温。也有真寒假热、阴盛格阳更需精确辨证，须用白通汤加童便、猪胆汁反佐温之，寒痰壅闭，神魂不醒者急需温而开之，如苏合香丸。

温法要掌握尺度，药既要对症，用药亦须适中，药过病所，难免有伤阴之弊。伤寒痹症，药量不足，怎能温通经络？临床见到有的处方砂、蔻、木香、丁香用十数克，其味何能入口，病家如何下咽？辛香温燥之药，少用化湿健脾，舒气开胃，用之太过则耗阴伤气。大汗亡阳，当急需温补，些许几克参、附有怎能回天？温药要掌握配伍，不能单纯用纯温热之药拼凑起来去治病，《伤寒论》中附子汤中配用白芍就是温而不燥的作用，急救回阳的四逆汤用甘草也是取甘以缓之之意，而肾气丸是在水中补火取温而不燥之意。温而勿燥，免伤其津，乃温法之要诀。

补法：补而勿滞
虚为正气虚，虚则补之，补其不足也。有因虚而病有因病而虚的，并有渐虚和顿虚之分。渐虚是因病逐渐损伤，病势缓慢。顿虚指突然大病，上吐下泻、或突然大失血等。虚的范围很宽，有阴、阳、气、血、津液虚之分，五脏各有虚证。

形不足则，温之以气，精不足则补之以味。气主煦之、血主濡之，气虚以四君为主，血虚以四物为主。阳虚不补则气日消，阴虚不补则血日耗。补则助也、扶持也。损其肺者，益其气；损其心者，调其营卫；损其脾胃，调其饮食，适其寒温；损其肝者，缓其中；损其肾者，益其精，此正补也。阴阳互根互生，相互克制。脏腑各有生克，虚则补其母，临床有肺虚补脾、脾虚补命门火，肝虚补肾，血脱益气，有形之血不能速生，无形之气所当急顾，此间接补也。

虚有新久，补有缓急。垂危之病，非峻补不足以挽救。病邪未净，元气虽伤，不可急补，以免留邪。宜缓补，即补而勿骤。温热伏火之证，本不当用补法，但每有屡经汗、下、清而不退者，必待补益而愈。此因本体素虚或因内伤或药物所伐，自当清其气血阴阳，以施补益之法，或攻补兼施，温热之病虽伤阴居多，而补气补阳亦不可废。

大虚内实之证，内实不足，此至虚有盛候，急宜收摄元神，法当养营益气兼摄纳。气以通为补，血以和为补。补并非开几味补气补血的药就行了，必须注意使气机流通，血行流畅，即补而勿滞。还有用泻法来得到补的目的即以通为补，如大黄䗪虫丸。病去则食养之，以冀康复。五谷为养，五畜为益，五菜为充，五果为助，此贮补法，古人云：药能治病，未可能补人也。

从方药来说，补药的堆积很难达到补的效果，中医的滋补方大都补中有通，更有消补兼施的，中医的补药大都经口服用，因此必须兼顾脾胃。

第三大类方法——调法：
和法：和而勿泛
和解之法，具有缓和和疏解之意。使表里寒热虚实的复杂证候，脏腑阴阳气血的偏盛偏衰，归于平复。寒热并用，补泻合剂，表里双解，苦辛分消，调和气血，皆谓和解。伤寒邪在半表半里，汗、吐、下三法，俱不能用，则用和法，即小柴胡汤之类。若有表者，和而兼汗，有里和而兼下。和法尚有和而兼温，和而兼消，和而兼补；瘟疫邪伏膜原，吴又可立达原饮以和之。伤寒温病，杂病，使用和法皆甚广，知其意者，灵通变化，不和者使之和，不平者使之平，不难应手而效。但和法范围虽广亦当和而有据，勿使之过泛，避免当攻邪而用和解之法，贻误病机。

中医调理三法八技巧的禁忌

中医古语说"用药如用兵"，用兵打仗首先要确定打法，即确定战略战术。下面说的八法，即三法八大技巧——汗、吐、下、和、温、清、消、补法，就是中医治病的战术。

汗法切忌关门打狗

汗法是通过开泄腠理、宣发肺气，以促进排汗，使邪气随汗而解的一种治疗方法。"其在皮者，汗而发之"。汗法主要是解除表证的治疗方法，汗法具有发散透邪、解毒作用，可用于风疹、湿疹、癣类等一些皮肤疾患。汗法还具有祛风散湿和宣肺利水等作用，可用于风湿在表和水肿实证兼有表证者。

汗法是非常常用的一种治疗方法，像治疗病毒性感冒等都要用到汗法。病邪在皮表的要发汗，所以治疗外感病和皮疹、过敏、花粉症等都可以用发汗法，还有风寒感冒、风热感冒也可以用发汗的方法。

治疗外感病、外感发烧有一大忌讳，就是"关门打狗"。家里进来野狗，最好的办法是什么？每个人的做法可能会有不同。有人会把门打开，拿棍子等工具把狗轰出去。轰的目的是要它走，哪怕它已经给家里造成了一些损失，只要注意以后不让它再进来就是了。

有人会怒从胆边生，决心好好教训一下狗，于是先把门关好，以免它跑掉，然后一阵棍棒下去。你可能出气了，但也可能把家里弄得一团糟，甚至可能被狗咬伤。关门打狗，值吗？

治疗外感发烧也是同一个道理，驱邪外出是最关键的，如果外邪没有深入人体，哪怕只有一点表证，也不能用一派寒凉之品，以免闭门留寇，冰缚邪气。不但治不了病，还会引邪深入，使病情加重。

"在卫汗之可也，到气才可清气，入营犹可透热转气，入血就恐耗血动血，直须凉血散血。"温病大家赵绍琴教授在讲解这几句话时强调，要记住"汗""透"两字，给"邪"以出路。我深深地体会赵老说这几句话的原因，就是怕我们在治病时关门打狗，打狗不成反被狗咬。

吐法适用于急症

吐法是通过宣壅开郁和涌吐的作用，以祛除停留在咽喉、胸膈、胃肠等部位的痰涎、宿食、毒物的一种治疗方法。本法适用于实邪壅塞、病势急剧而体质壮实的患者。

吐法在古代很常用，现在基本不用了。比较高的部位，比如咽喉、胃、胸膈等病症可以采用吐法治疗，像食物中毒及积食不消化等。

下法见效快

下法是通过泻下通便，使积聚体内的宿食、燥屎、冷积、瘀血、水饮等有形实邪排出体外的一种治疗方法。主要为里实证而设立，因为病邪有积滞、水饮、瘀血的不同，病性有寒、热，人体有强、弱，病势有急、缓等差别，所以下法有寒下、温下、润下、逐痰、逐水、逐瘀以及攻补兼施的区别。

下法是现在很常用的一种治疗方法，特别是用于通便。中医有一句古话叫"实证易泻，虚证难补"，实证用下法效果明显，大便不通用泻药马上就能见效；上火了，用清火药，很快火就会下去。但如果一个人一旦身体虚，想补起来，不是一两天就可以见效的。

清法可治疗热证

清法是通过清泻气分、透营转气、凉血散血、泻火解毒等，以清除体内温热火毒之邪，治疗里热证的一种方法。清法有清热泻火、清营凉血、清热解毒、清热祛暑、清虚热等多种。

消法可治疗积食不化

消法是通过消食导滞和消坚散结等，消除体内因气、血、痰、水、虫、食等久积而成的有形之痞结症块的一种治疗方法。消法包括两层含义，第一是指消食，小孩吃多了不消化，吃完就睡觉，积食不化，就得用消法。消食的食物有山楂、炒莱菔子、鸡内金等。第二是指"消痞散结"，比如长疙瘩、肠胀气等，可以用中药把它散开。

和法就是找一个平衡点

和法是通过和解与调和作用，以疏解邪气、调整脏腑功能的一种治疗方法。其特点是作用缓和、照顾全面，适应的症情比较复杂。和法通过缓和的手段以解除外邪，通过调盈济虚、平亢扶卑以恢复脏腑功能的协调。

如果一个人舌苔厚、齿痕多，这就是湿证，利湿就可以了；如果不仅舌苔厚、齿痕多，舌质的裂纹也很多，那就是既有阴虚又有湿。如果一个人刚好最近阴虚，可体内又有湿邪，这时如利湿，阴虚就会加重，如补阴，湿邪就会加重。这就两难了。同样，假如一个人体内又有寒又有热，那就会上寒下热，上半身怕冷，下半身怕热，盖被子只盖上面，下面露着脚。也有人是上热下寒，这些病症都属寒热错杂。遇到虚实夹杂、寒热错杂的病症是最难治疗的。治疗这样的病症效果慢，因为方子里既要有补，还要有泻；有清火的，还要有补阳的，效果出现得会非常慢。要让体质慢慢好起来，一定要找那个平衡点。有味常用中药叫甘草，《伤寒论》方子里出现频率最高的就是它，甘草的功能是调和诸药，能把所有药的药性变得和缓一些。

中医治病也好，养生也好，都有一个目标，就是求"和"，求得心理的和，求得身体每个部位的和谐。或者叫"平"，连到一起叫"平和"。《伤寒论》说："阴阳自和者，病必自愈。"告诉我们，凡是阴阳调和以后，疾病自然就好了。

补法可治疗虚证

补法是通过补益、滋养人体气血阴阳，或加强脏腑功能，主治因气、血、阴、阳不足或脏腑虚弱所引起的虚证的一种治疗方法。

温法可治疗阳虚

温法是通过温里、祛寒、回阳、通脉等,以消除脏腑经络寒邪的一种治疗方法。里寒证的发病不外乎素体阳虚,寒从中生,或寒邪直中于里,病变部位有脏腑经络之别。温法主要有温中散寒、温经散寒、回阳救逆三类。寒病的发生与阳气的关系最为密切,故本法常与补法中的温补阳气法结合使用。

第二章

中医养生治病方法——身心灵排毒法

一、身体排毒：成年人体内有3～25公斤垃圾

什么是排毒？

中医所谓"排毒"，就是打通人体的管道，排出毒素。人体绝大部分的毒素来自体内自身新陈代谢，产生出各种各样人体所不需要的废物，比如含有大量废弃物和胆汁的粪便、含有尿素等代谢产物的尿液等等。

排毒的重要通道是消化道。消化管道是人体的主要吸收、排泄管道，同时它也是人体重要的排毒管道之一。人体通过粪便、尿液、出汗等途径及时地把这些东西清除出体外。

此外，人体还可以通过呕吐、咳嗽、腹泻等非正常"排毒"方式，把体内毒素排出体外。使之五脏气血功能达到正常健康的平衡吸收与代谢。

为什么要排毒呢？

当今时代，毒素无处不在，令人防不胜防。猪肉里有瘦肉精、草莓里有膨大剂、西瓜里有红色素、青菜里有化肥、面粉和粉条里有增白剂、大米里有蜡、鸡蛋有人造的、鸡肉里有激素、牛奶里有三聚氰胺、蛋糕里有反式脂肪酸、海鲜里有避孕药、罐头里有防腐剂、腐竹里有硫黄、辣椒酱里有苏丹红，饭店里有地沟油、咸菜里有亚硝酸，方便面调料包有各种香精，铁观音茶添加色素等。

工业化程度越高，城市里的人群身体内毒素就越多。

工业化时间越长，由毒素引起的慢性疾病就越严重。

对于现代人来说，需要高度地意识到这个问题的严重性。

其中真正的问题就在于，毒素积累，哪怕你每一天只接触了10克毒素，一年就是3650克积累，而十年呢，就是36500克，相当于36公斤，

等于你体重的三分之一。这些毒素如果没有及时排出，就会酿成大病。

所以排毒的的确确是人类获得健康最关键的途径。

如果不及时排毒，就只有等生了病再去医院治疗了。排毒是在阻止人们去跳火坑，医院是把人从火坑里救出来，但医院的医生也不是万能的，我国每一年死亡的人数中有92%的人都是死在病床之上。

近年来，因为死了一些名人，而让许多人感觉到害怕。这似乎是一种警告，那些接踵而来的消息，让人们心惊。

梅艳芳死于宫颈癌、邓丽君死于哮喘、陈百强死于医疗事故、张国荣死于忧郁而引发的跳楼、亿万富翁王均瑶38岁死于大肠癌、高秀敏死于心脏病突发、傅彪死于肝癌；这些人究竟死于什么？

并不是死于疾病，而死于环境污染以及个人生活习惯所带来的毒素，如果说死于疾病，那么请问这些人死的时候年龄才多少？许多都只有四十来岁。家庭生活条件好不好？

好！请得起最好的医生，吃得起最好的药，住得起最好的医院，能够得到最好的医疗护理，那又怎么样？还是无法留住他们的生命。

他们的死，坦白地讲，不是偶然而是一种必然。

今天无数的中国精英阶层，所面临的危机，正在日益显现出来，30多年的改革开放中，他们用自己的身体去换来了成就，喝酒应酬、熬夜抽烟、乱吃乱喝、生活毫无规律。

我想告诉你，不要以为那些故事总是发生在别人身上，他们条件那么好，都一样出那些事情，你以为你跑得掉？跑不掉的！这些根本不是偶然事件，这都是必然的，是整个生存环境和生活习惯的变化造成的。

拥有健康不代表拥有一切，人一旦失去健康就等于失去了一切！健康不是我们唯一的资本，如果失去健康，我们连唯一的机会都没有了。

身体就是我们革命的本钱！也许有人会说只要我坚持锻炼身体、早点睡也可以排毒。但这种排毒的效果是不大的，基本上没有什么作用。

为什么这样说呢？

因为有一件事情我们需要清晰地知道，如果有一条河流污染，其中死了两条鱼,请问剩下的鱼如何?能轻松?请问剩下的鱼赶快增加运动有没有用?

当河流污染,增加运动有没有用?调节心情有没有用?提早睡觉有没有用?还是死路一条。河流污染对鱼来说,就是真正最大的危害。

而对人呢?比如说现在有一个人在这里喷毒气,你要不要赶快运动、调节心情、倒着睡觉?

有用么,环境中如果充满有害的气体,你怎么动都来不及,都只能等死。

除非你学会排毒,你要做的事情就是立刻排毒,立刻离开毒素的环境!

所以你现在很明白,当毒素积累的时候,吃营养食品是不够用的。就好像在河流被污染的时候,你再给鱼去吃补充饲料是没用的。这个毒气在喷,你再去吃多少营养素,作用都只有一点点,用处不大。毒素只要存在,身体一定得想办法,或者挖开你的窗口倒出去,比如皮肤,要么塞在胃里,或者塞在肝脏里面。总之会找个地方寄存一下,糖尿病、心脏病、过敏、哮喘、通风等等,都和毒素有关,有没有人愿意得其中一个病的?

这些病,你有没有感觉到有一天会排落到你家?有没有感觉你真的毫无防范、不知道怎么面对?

唯一的办法就是先排毒。否则,这些疾病一定会来找你。关于排毒,送给各位一句话,很精辟的,精简得不得了,"有孔的地方都是排毒的出口"!

人体内到底储存了多少毒素

人们之所以会发生疾病、衰老、死亡,无不与毒素有关。

根据各国科学界认定,一般成年人体内有3~25公斤垃圾。

人体垃圾大部分分布在哪里?主要分布在大小肠、肝脏、肾、血液、淋巴液、关节及其他器官和细胞中。

俄罗斯和乌克兰著名的人体清理专家根据多年的临床实践经验指

出，通过对人体进行多次的全面清理，一般可以做到：

从肠道中清除多年积存的陈腐粪便1～15公斤。

从肝脏、胆囊和胆管中清除腐败的胆汁、胆红素性结石及其他结石，胆固醇形成的栓塞及丝状、片状物0.5～2公斤。

从各关节部位清除各种无机盐类可达3公斤，其他部位2～5公斤。一旦清理完毕，人体的体重也将下降3～25公斤。

德国一位杰出的外科医生解剖了280名死者的内脏，结果发现在其中240名死者的肠道内壁上都淤积有硬石状粪便污垢。

伦敦一名医生解剖一名死者的大肠，从中取出10公斤陈旧的，已经变成像石头一样硬的粪便，并将其作为陈列展品至今仍存放在盛有酒精的玻璃罐中。

由此可见，人体自行排毒的能力是有限的！

人体的毒素有三大类

第一类：外来毒素，如病毒、细菌、放射线、电磁波、空气污染、水污染、食品污染（这包括粮食、蔬菜、瓜果等）、不能吸收的杂物如铁钉等。外来毒素如：大气污染，蔬菜中的农药残留，汽车尾气，工业废气，化学药品，食物中的防腐剂，化妆品中超标的重金属，垃圾食品等现代文明带来的毒副作用，病原微生物。

第二类：内部产生的毒素，人体在新陈代谢过程中会产生毒素，如毒素氨、硫化氢、亚硝胺、粪臭素等。内在毒素如：自由基、宿便、胆固醇、脂肪、尿酸、乳酸、水毒和淤血。

第三类：内外因素相互影响所产生的毒素，不良的外界环境影响，干扰了生理的正常功能，引起神经系统紊乱和内分泌失调，使体内产生了毒素。

另外，毒泛指对人体有不良影响的物质，也有辟谷排毒，食物、药物排除毒素等方法。新陈代谢中产生的代谢废物，肠内宿便及糖、脂肪，蛋白质代谢紊乱所产生的毒素。医学研究发现，人体内少量的毒素可以通过排便的方式排出，其余的大部分都存积在血液中。因此，要排毒单靠排便是远远不够的。国外一些人体保健专家和学者认为：任何人如果不能保持健康的生活方式，并且不能经常、定期的清理自己的机体，那么在他们体内一定存有大量的垃圾。

总之，在人体的所有器官中，包括血液、淋巴、皮肤乃至在每一组细胞中，都存在不同的垃圾和毒素。

日本医学博士——甲田光雄在他撰写的《百病丛生菜食防治法》一书中说，到他医院救治的许多患者，通过少食、断食、生菜食等具有清肠性质的疗法，都排出了长期停滞淤积的陈旧大便，也就是所谓的"宿便"。

俄罗斯著名的人体清理专家——马拉霍夫的专著《人体的全面清理》一书中，他长期坚持锻炼身体，实行过每周一天以及多次实行过3天、7天、10天断食疗法，并且自我感觉健康状况无问题，但在清理肝胆时，却意想不到地清理出许多"小石头"，其量之多就装满了容积为半升的玻璃罐！此外，还清出了许多陈腐的胆汁及黑色的膜状或片状的脏物。

当你身体健康时，你感受不到毒素的存在，那是因为人体的正常组织还比较强健，能够抵制病毒的侵蚀。所以，我们必须重视人体内的毒素，积极有效地排毒，排毒的问题应是针对全人类的。

毒素的具体来源

饮食：食物的混合食用、过量饮食、饮食结构不合理、不节制的吃垃圾食品污染、食物中的农药、添加剂的毒素、受细菌污染的食物等等；

不良生活习惯：香烟、酒精、咖啡因、药物等；

宿便：积存在肠内排泄不出的、恶臭的、黑绿色的坚硬的粪便；

新陈代谢：每天有上亿的细胞死亡、蛋白和脂肪的代谢。

机体自身中毒难以克服的三个生活习惯方面的原因：

饮食：贪食和不合理饮食（蛋白、脂肪过多，绿色蔬菜和水果太少）；

精神和心灵的不良负荷，如事业的压力、事件引起的精神创伤等使身体不能迅速地克服应激反应，影响身体的排毒功能；

懒惰，运动量太少——淋巴毒素全靠运动来排泄。

消化道毒素产生的机制：

宿便：积存在肠内排泄不出的陈旧粪便产生腐败毒素吸收回血液。

压力：人在承受压力或情绪消极进食会使消化系统神经的传导被干扰而关闭，消化道不工作，吃入的食物得不到消化酶而腐烂，产生毒素并吸收回血液；

机体超负载劳累、营养不足、染病：此时消化道不能得到充足的能量，致使废物不能正常排出体外，吸收回血液；

功能差的消化器官能把食物变成酸、气体、酒精和致癌物质，吸收回血液，毁坏人的身体健康。

随着社会经济的发展和科学技术的进步，我们所处的社会环境和自然环境发生了巨大变化，同时对人体也带来一些负面影响，例如生活方式的改变令生活节奏加快、体力活动减少，高脂肪高蛋白饮食，心理状态的改变令人感到紧张，精神压力大，缺少充足的睡眠。这些改变常使我们身体内产生的有害物质不能及时排出或排出不畅，蓄积于体内不同部位，引起一系列病变。

毒素对人体的具体医学伤害

一是影响气血运行。

毒素不能及时排出体外，被机体重新吸收，就会造成人体中毒，引发多种疾病。体内毒素一旦形成，即可阻滞气的运行，又会妨碍血的正常运行，使人体内血液运行滞缓，从而形成瘀血，生活中有些人面色发暗、口唇青紫，都是体内有瘀血的表现。在这些毒素的影响下，轻者出现神疲乏力、气短等现象，重者导致血管硬化，引起高血压、高脂血症、高黏血症冠心病、脑血栓等多种心脑血管病变。

二是影响代谢平衡。

大量的毒素滞留在体内无法排出，就可能导致机体能量代谢平衡失调，产热过多。我们应该知道，热过多就会生火，又会损耗阴津，平时，人们表现出皮肤瘙痒、干燥、大便干结，面生痘痘等症状就是因为代谢失衡引起的。

三是影响脏腑功能。

毒素进入体内，会破坏人体脏腑的正常功能，导致全身或局部的病理变化。

正常健康人群的肾中精气具有调节全身阴阳的能力，而一旦毒素进入肾脏，就会造成肾亏，导致体内阴阳失调，出现阴阳偏衰或偏盛。如阴虚则火旺，人就会出现皮肤干燥、瘙痒、大便干燥、口干舌燥等症状；而阳虚则生寒，人就会出现面色暗淡、四肢寒冷、大便溏泻病症。

四是影响精神状态。

俗话说："百病由毒发"不论是哪一类的病毒，也不论毒素由外侵入，还是由内而生，都会对人体造成伤害。

医学认为，某些毒物作用于人的中枢神经系统和内分泌系统，不仅会影响人们的精神状态，引发失眠、精神失常、思维迟钝，还可导致情志变异，如神情冷漠、郁郁寡欢、忧虑烦躁等症状。

五是影响养颜美容。

面部色素沉着及皮肤衰老都会影响美容。而体内的毒素就是导致皮肤问题的重要因素之一。各种毒素可以作用于下丘脑、垂体、肾上腺轴等部位，导致皮质激素增多，产生老年斑、黄褐斑等。而且，如上文所提到的。毒素还可以促使自由基的产生。这是面部皱纹增多，皮肤衰老、有碍美容的重要原因之一。

六是加速人体老化。

造成人体衰老的原因，无非就是气血失调、阴阳失衡、脏腑功能失调等因素。人体协调阴阳平衡和脏腑的功能，会随着年龄的增长逐渐减弱，如果人们长期受到外毒、内毒等毒素的侵害，就会使阴阳失衡加速，从而影响营养物质的吸收、转化及毒素的排出，损害脏腑组织，使其功能减退，就会致使人体提前衰老。

五大最有效排毒方法

通便排毒法：

有些人一说起排毒，都自然而然地想到排便。排便是人体排毒的一条重要途径，但却不是唯一的途径。而排便的主要目的是要排出"宿便"。时下众多排毒类产品大多是针对胃肠道的，其排毒的主要机理在于促进排便。而一些消费者也因此片面地认为，体内有毒就表现为排便不畅，只要排便通畅就能起到排毒的作用。服用以排便为目的的排毒类产品，然而其主要成分中均含有大黄。而大黄是一种含有蒽醌类成分的物质，若长期服用会抑制自身的免疫力。有的人吃了大黄还会有副作用，表现为腹痛、轻度恶心等。此外，如果长期依赖以泻下方式来排毒，久而久之还有可能影响人体对某些营养的吸收，造成贫血等不良后果。

事实上，如果"毒"隐匿在人体上部或在人体体表，应该用发汗而不是排便的方法；如果"毒"入侵至血液里，排便更是鞭长莫及。

中国中医研究院基础所养生室孔令诩教授说：中医将人的体质类型大致分为虚实热寒四种体质，排毒也要因人而异。孔教授说，"排毒"的理论主要出自中医的血热气重之说，它多倚重于"泻"而起不到"补"的作用，对于那些气血虚弱不足的人来说，不仅不应该泻，反倒应该进补才好，因此，时下众多排毒类产品可以说只适合部分人群。

淋巴排毒法：

淋巴排毒是一些美容业者用仪器或人手，从脚底往上推的一种循经络按摩的手法，以使淋巴回流。淋巴系统是除了动脉，静脉两大循环以外的人体第三套循环系统，一些不容易透过毛细血管壁的大分子物质如癌细胞、细菌、异物等较易进入毛细淋巴系统循环。但是，洗热水澡或慢跑、游泳等运动也有利于淋巴回流，无需借助外力。

洗肠排毒法：

该方法通过一种特制的洗肠机，对总共约15米长的大肠肠道进行分段冲洗，将肠内长期滞留的各种腐烂物质和寄生虫排出体外。该方法原本用于医疗的"灌肠"却被赋予了清洗宿便、排除毒物、祛病延年的作用。但是，不能说肠道冲洗干净了，就不会得其他病，况且，多次洗肠排毒，大肠排便功能一旦形成依赖性，肛门就成了不能自动排便的摆设，后果不容乐观；而且一旦破坏了肠道内正常菌群的生态平衡，将会成为新的健康隐患。

断食排毒法：

《光明日报》早在1998年6月19日就介绍过源远流长的断食疗法。断食疗法，是指通过中断饮食，只适量饮水，或喝生菜汁、果汁，以达到祛病，改善体质，增进健康的方法。人体断食之时，即中止毒素入口之日；另一方面大小肠由于蠕动量减少，容易振动摩擦肠壁"宿便"脱落，陆续排出体外；实行断食疗法，可以把体内衰老、病残的细胞、陈旧的废物排出体外，疾病随之也就好转了。现代医学研究证实，断食能使自主神经、内分泌和免疫系统受到强烈冲击。然后，通过机体环境稳定功能的重新调整，而起到改善体质，治疗疾病的作用。医学专家们指出，人和动物体内都存在移动性吞噬细胞和固定性吞噬细胞，这两种细胞的重要功能，就是扑灭侵入人体内的病源菌。实行断食疗法，能使吞噬细胞活力加强，以超过平时10倍以上能力发挥作用，此时，许多入侵的病菌，都可以及时被消灭，避免人体患病。日本学者也认为，断食疗法对慢性病，特别是心脏神经官能症、早期高血压、慢性胃炎、单纯性肥胖、神经性厌食、健忘症等疾病，都有很好的效果。从医学上讲，断食疗法如同推拿、针灸、食疗、气功、刮痧等疗法一样均属于排毒自然疗法，即不靠医生、药物，而是依靠自身的力量达到自我治愈、自我康复的效果，不药而愈，无任何副作用。也许人在断食之后，瘦了一大圈，便秘症状改善，血脂也降低很多，达到了所谓"排毒减肥"目的。但长时间不进食，体内会缺乏能量和蛋白质，除皮下甚至连心、肾、胃肠道等器官也可能会有不同程度的萎缩。此外，我们的各种内分泌腺也有不同程度的萎缩和功能低下，长此以往内分泌会有失调的可能。

量子排毒：

量子排毒是21世纪人类医学科技发展的一大里程碑，市面上有一款益生研脏腑清修组合产品融合了量子技术与传统中医的完美结合，专业清理内脏毒素，找到疾病根源，真正解决疾病本质问题。它可以以量子微粒的形式进入五脏六腑的细胞内部，通过每秒上亿次的高频振动能量波，可以与人体细胞产生共振和传导，如同超声波洁牙一样，快速地将五脏的毒垢快速震荡剥离。剥离后的毒垢由流经的血液输送到肝脏，通过肝管排泄到肠道，最后排出体外，仅需2天就可以亲眼看到排出的毒素。使用益生研脏腑清修组合当次就能达到"看得到、检测得到、感受得到"的立竿见影"三到"效果：A。感觉到：排完脏腑毒垢之后，感觉身体很轻松，食欲增强、睡眠改善。B。看得到：当天就能看到五颜六色、形状各异的块状或结晶状毒垢。C。检测到：当天可在医院检测得到甘油三酯、胆固醇、血黏度、血尿酸下降，5~7天，GPT、GOT、GGT等血清转氨酶降低，肝功、低密度脂蛋白有所好转。

中医专家谈排毒妙法

正所谓"病从口入"，中医专家认为"毒素"侵犯机体最常见的途径有两条，即饮食不洁和饮食不节。

饮食不洁主要是指食用了不清洁、不卫生或腐坏变质或有毒的食物，这些食物中或多或少地携带了"毒素"，有的只是一些微小的病菌，有的则就是蛔虫、蛲虫、寸白虫之类的寄生虫了。其实，现在真正的清洁食物几乎已经绝迹，化学物质已经无孔不入地冲进了我们的食物当中。

饮食不节主要是指饮食没有节制，暴饮暴食，超过了人体脾胃的受纳运化能力，可以引起饮食阻滞，脾胃损伤，出现脘腹胀闷等症。食积日久，可郁而化热，亦可聚湿生痰，久则酿成痞积，其次常常饮食过量，不仅可引起消化不良，而且还影响气血流通，筋脉郁滞，而致各种病症。

百姓常说一句话"进而不出即为毒"，吃进腹中的食物不能及时被吸收又排泄不出的部分就会转化为有害于身体的"毒"物。现在因为生活水平的提高，每个人的脾胃都加足马力，全负荷运行，忽而陪某某人吃喝，忽而又转战酒席继续吃喝，酒席成了每个工作人的重要战场，为了前途或者钱途，谁有时间顾惜自己的胃？谁有时间盘点自己体内积攒了多少毒素？

清晨排毒：天天早上起床立刻去解大便，排出积攒了一夜的"毒素"，一点不要犹豫。古代养生家对保持大便通畅极为重视。汉代王充在《论衡》中指出："欲得长生，肠中常清，欲得不死，肠中无滓。"肠中的残渣、浊物要及时不断地给予清理，排出体外，才不会"留毒不散"，保证机体的生理功能。

现代研究的衰老理论中，有一种自家中毒学说认为，衰老是由于生物体内的自身代谢过程中，不断产生毒素，渐渐使机体发生慢性中毒而出现衰老。大便不畅最易使机体产生自身中毒出现衰老。

日间排毒：尽量多地饮用大量白开水，不要怕常去厕所，尿也会带走不少的毒素。小便是水液代谢后排出糟粕的主要途径，与肺、脾、肾、膀胱等脏腑的关系极为密切。在水液代谢的整个过程中，肾气是新陈代谢的原动力，调节着每一个环节的机能活动，故有"肾主水"之称。

水液代谢的好坏反映了机体脏腑机能的正常与否，尤其是肾气是否健旺。小便通利，则人体健康，反之，则说明人有疾患。所以古代养生家十分重视小便卫生。

苏东坡在《养生杂记》中说："要长生，小便滑；要长活，小便洁。"《老老恒言·便器》亦说："小便惟取通利。"保持小便清洁，通利，是保证身体健康的重要方面。特色排毒除了天天的常规排毒外，笔者每周会有一次大的排毒，此方法来源于辟谷，据说辟谷源自龟的食少长寿。

古代先贤提出"肠要常清，饭前肠鸣"，胃肠如仓库一样，旧的货物积累过多，势必引起新的货物无法进入。积滞在胃肠中的食物也会如仓库中的积货一样腐烂变质成毒，此时最好的办法是停食或少食，笔者喜欢称之为"小辟谷"。

其实并没达到真正的辟谷，具体做法是：每周或定期选择一日，最好是休息日，这一日可以省略早餐，睡到自然醒，起床后狂饮白开水，对全肾"管道"进行一次冲刷式的大扫除，直到饥饿感强烈袭击了你，才去进食少量的食物，之后进入冬眠——午休，最好能一觉睡到错过晚饭。

起床后以白开水充饥（假如实在忍受不了可以炖萝卜汤或食用少量素菜，记得是少量啊），对浑身"管道"进行第二次冲刷，其间可以做任何事——除了吃东西。到大约晚上10点左右，既可以睡觉，此法不但可清除胃肠中的残渣，还会使肢体的血管得到清洗，浑身会有明显的轻松感。

中医人体排毒时刻表

人体内有很多我们看不见的垃圾，呼吸、进食都会产生一系列的代谢废物。一旦体内废物堆积过多，就会让身体"中毒"，便秘、肥胖、冠心病等一系列疾病就都不请自来了。排毒理论专家告诉记者，从中医角度讲，毒素总体上可分为"外来之毒"和"内生之毒"两大类。外毒指来源于人体之外的，如大气污染、水污染、农药残留、汽车尾气等有害身体健康的致病物质。内毒指的是机体在新陈代谢后产生的各种废弃物。人体毒素堆积主要有两大原因：一是毒素本身摄入过多；二是人年纪大了或某些器官患病，不能及时将毒素排出体外。其实，排毒也讲究"天时"，在合适的时间排毒，可以事半功倍。专家指出，按照中医一天十二时辰的养生规律，具体排毒时刻表是：

早上5点—7点：大肠排毒时间。如果大肠不能得到很好的排毒和修复，积累到一定程度的毒素不但会让皮肤长斑，甚至还会增加患直肠癌的概率。因此尽量在这段时间进行排便，因为时间越晚，积累的毒素就越多。如果便秘，则要多吃一些富含粗纤维的食物，如麦片、全麦面包等。或者配合按摩大肠经，对排便和大肠的养护有很好的功效。

早上7点—9点：胃排毒时间。胃是人体最大的消化器官，有储存、转运、消化食物的功能。因此，清晨可以采用跪坐姿势，练习腹式呼吸。每天坚持，可以促进胃部血液循环，改善新陈代谢，增强胃部的消化能力。此外，早餐一定要吃得丰富，最好能够吃一些养胃的食物，比如花生、核桃、苹果、胡萝卜等。另外，平时也可以泡一些红茶蜂蜜水喝，对胃也有好处。要保持心情愉快，因为紧张、焦虑等不良情绪也会对胃造成刺激。

中午11点—下午1点：心脏排毒时间。心脏是所有器官里的核心部分。午餐吃一些补心的食物，比如桂圆，可以补脾益心。这段时间还是心脏跳动速度的高峰期，因此不要剧烈运动。如果能够午睡一会，更有利心脏排毒。

下午1点—5点：小肠、膀胱排毒时间。小肠分清浊，它会将水分送到膀胱，垃圾分给大肠，精华就供给脾脏。当人体饮水量不足时，小肠的蠕动能力就会降低，这种"分类"工作就不会做到最佳，不但营养无法及时输送，垃圾也无法及时输送给大肠。这段时间可以做些简单的运动，比如踢腿，可以刺激小肠经，让小肠更好地蠕动。也可以适当多喝水，加速膀胱排毒。

下午5点—7点：肾脏排毒时间。肾脏有毒素，主要表现在面部或者身体水肿、疲倦感增加。这段时间为一天中锻炼的最佳时机，有助加快肾脏排毒。慢跑、快走等是较好的运动方式。另外，扭腰的锻炼效果也不错，可以刺激肾脏，起到按摩作用。晚餐可以吃些黑木耳、海带，不仅可以补肾，还可排毒。

晚上7点—9点：心包排毒时间。人的心火随着时间慢慢攀"升"，当这种毒素无法排出时，会影响睡眠，并出现胸闷、刺痛的现象。晚上7点—9点也是血液循环的旺盛时期，可通过拍打心包经，或者手臂的肘窝处进行排毒，这样能有效加强心脏的供血能力以及大脑的血液循环。

除此之外还可以按摩中指,因为中指对应着心包经。

晚上9点—11点:淋巴系统和内分泌系统排毒时间。这段时间切记要放松身心,保持愉悦的心情。另外,还可以配合一些颈部按摩,或者按摩人体腋窝处的极泉穴,有助于淋巴排毒。

晚上11点—早晨5点:胆、肝、肺排毒时间。胆、肝、肺的排毒都需要在良好的睡眠下进行,所以睡眠质量很重要。可通过以下途径来提高睡眠质量,让胆、肝、肺得到充分休息,从而排出毒素。

睡前吃一些有益睡眠的食物,如麦片、核桃,或者喝一杯热牛奶。

穴位按摩。睡前将百会穴、涌泉穴、足三里穴各按30次,都可以有效地帮助睡眠。

黑暗环境下睡眠。晚上睡觉一定要关灯,因为光亮会影响脑松果体分泌褪黑素,褪黑素是帮助睡眠的重要功臣,有催眠的作用。

11点前睡觉。晚上11点—凌晨2点是身体排毒的黄金时段。

中医有哪些排毒养颜方法

排毒一直被认为是养颜美容、健体强身的有效方法。洗肠、断食作为排毒形式都曾经风行一时。

其实,洗肠的方法是不可取的。长时间反复刺激还会使肠管麻痹,最终导致一些人为因素疾病。断食排毒法也要因人而异。如果是超负荷工作者,到该吃饭的时候不吃,身体会出现乏力、眩晕、低血糖症状,对健康会有影响。

中医有八法排毒之说,也是中医治病的八个基本方法,它排除的不光是毒素,也可以理解为是化解疾病。具体方法是:

汗法用出汗的方式排除毒素。通过运动或者服用排解寒邪的药汤,发汗排毒。

吐法就是呕吐。有时胃里有炎症无法泄下的时候只能靠呕吐排毒。如果误食了药物或者霉变、有毒食品,可以把食盐放入温开水中饮用帮助呕吐。

下法指胃肠道里有一些食物或毒素可用下法，包括急性肠炎，都可以用下法以泄制泄。

和法比如感冒的时候，疾病在半表半里，出现口苦、咽干、目眩等寒热症状。用的就是和法，代表方子是小柴胡汤。

温法主要用于脾胃、胃肠虚寒。用暖水袋或者饮用热水等物理方法，或者服一些可以暖胃的药物来进行治疗的方法。

清法就是清热解毒，病人出现发热高烧、口干舌燥、咽喉肿痛，身体疼痛时，用清法。代表方子是黄连解毒汤。

消法比如人吃东西多了，胃里消化不了或者身体出现浮肿，就得用消导制剂，比如山楂丸，帮助消除食物。

二、心理排毒：病由心生，养生必先养心

心灵排毒：什么样的人需要排"毒"？

人的病是由心生的，命也是由心生的。所有的宗教，无论是道教、佛教、天主教、伊斯兰教、基督教……不管什么教，都是讲命由自己的心生出来。病也是由心而生。只要我们能将心灵的垃圾清扫干净，病和命运就能扭转。不然，所有的这些宗教不可能诞生并发展到今天。

总之，病由心生，百病皆从心头起，求医不如求己，治病应先治心。

邓铁涛经常说："养生之道在于养心"。心强健是整体各个脏腑健康正常之基础，如果心不处于正常状态，血脉闭塞不通，便会影响各个脏腑受损，达不到养生长寿之目的。

心是一身之主，按中医之理论，心既支配血脉的运行，还主持精神活动，是人体最重要的组织，称之为"君主"之器官。

要保养心神，首先要重视七情的调节。所谓七情，就是喜、怒、

忧、思、悲、恐、惊。作为致病因素的七情，是指这些情志过于强烈，引致脏腑气血逆乱而发病。人的欲望是无穷的，纵欲无度则有损健康，甚至化生百病。凡事要看得开，不要患得患失，要有"退一步海阔天空"的良好心态，颐养浩然之正气。而积极、正确的欲望对养生同样是必不可少的。特别是为人类事业发展而生的欲望，乃为欲望之大者，为浩然正气，对养生具莫大的好处。因此，把握好欲望的大小关系，舍小欲、私欲而怀苍生之念；做好"求"与"放"的平衡，入世却宠辱不惊，正是养心正道之所在。

不养心的人，时间一长，就会积累许多心理毒素。心理毒素不及时排除，就会污染身体，就会导致身体出毛病，疾病就来了。因此，除了身体要排毒之外，心理也要学会及时排毒。

心毒可以净化在心灵排毒前，先仔细想想为什么会产生毒素呢？如果能够找到烦恼的源头，排起来就容易许多，但大多数的人都不知道自己为什么总是产生负面情绪。

总之，我相信是我们自己创造了我们称之为疾病的东西。身体，就像生活中的其他东西一样，是你内在思想和信念的反映。假如我们经常抽出时间倾听，我们会发现身体经常在和我们说话。

你身上的每一个细胞都会对你头脑里的所思所念，对你说的每一句话做出反应。我们不间断的思维模式决定了我们身体的动作和体态，从而决定了我们是否健康。

永远愁眉苦脸的人肯定体验不到拥有快乐的思想是多么幸福。老人们的脸上会清楚地呈现出他们一生的思维方式。当你变老以后，你的容貌会是什么样子？

并不是每一个思维模式都能够百分百地应验于每个人。但它给我们指明了一条找到疾病原因的线索。有些人把治愈你的身体里罗列的治愈方法应用于他们的客户身上，结果，这本书所指出的心理原因有90%~95%是真实的。

"头脑"代表了"我们"。这就是我们给世界出示的东西。这就是我们平时所认识的自己。当我们头脑里的某些思想出了问题，我们就会感觉到"我们"出了问题。

情绪排毒，从心开始

心理导读："情绪"是有形的肉体与无形的心智之间的联系，而每一个细胞上的接收器则是情绪发生的地点。从身心一体全人观来看，我们其实可以更进一步地说：你健康与否，都跟你的信念有关。

身心联结——是治病，还是医心？

人体健康与心情（情绪）有着莫大关联。从医圣希波克拉底，到近代的赫尼曼医生、巴哈医生，都非常注重这一点。一九八○年前后，美国著名疗愈师露易丝·贺被称为身心联结的先驱，首先强调了正面思考有助于身体健康。不过，当时却被认为是不科学的，因为大部分的人认为这方面的思考是来自于东方哲学，一般人往往把这样的健康观与是否认同鬼神及轮回的概念连在一起。要不就相信，要不就不信，得不到具体证实。我们都知道身是身体，而心指的又是什么？

心不单是心脏，也是指脑内思考与全面性的情绪。国际知名的脑神经与药剂学专家坎德丝·帕特博士透过实验证明了我们的情绪不只和脑有关，传导情绪反应的关键是神经肽，而体内每一个细胞都有着情绪的接收器，会搜集环绕的指令，细胞分裂、再生、成长、耗损或保留能量、修复及对抗感染等。

细胞与细胞之间的讯息沟通，是仰赖荷尔蒙神经传导者与肽，这些通称为ligands。而它们的角色，就是身心对话的基础结构，在人体内负责身心之间98%资料的传递。帕特博士把肽和接收器归类为"情绪的分子"，她指出情绪是有形的肉体与无形的心智之间的联系，而每一个细胞上的接收器则是情绪发生的地点。

在身体里面，接收器根据我们生命中的经验调整生理反应，情绪影响着分子，而分子影响到我们的感受。帕特博士特别强调，肽和接收器本身并不会产生情绪；分子本身就是情绪，而我们所处的感觉则是当肽跟接收器结合时，所产生的能量震动。

因此，隐藏在感觉底下的，就是情绪在潜意识层进行资料交换，换句话说，你的身体就是你的潜意识，因此当人能够改变潜意识，自然就能影响身体。这也是为什么露易丝·贺的著作，会以正面思考的句子作为让身体恢复健康的处方。而畅销名作《秘密》也提到一位得乳癌的女士，借由每天重复念诵"感谢我已经好了。"直到肿瘤消失为止。

人接受的字眼跟思考，会加强大脑里面的神经链，进而改变身心灵的整体运作。西医说："健康或疾病，都是你吃出来的。"而自然医学的看法则是："健康与疾病，都是你吸收消化造成的。"从身心灵的全人观来看，我们其实可以更进一步地说："你健康与否，都是你想出来的。"换言之，你的信念创造了你的实像。

西方传统思想认为情绪来自大脑，所有的情绪只是单纯一个精神上的外化现象罢了。我们现在知道，事实不是如此；在情绪生理学、压力管理，以及心脑关系研究超过十八年的全球权威单位心术研究院指出，心脏本身拥有独立运作的神经系统。这就好比心脏里面有另外一个脑，会接收并且传送讯息，组成大脑与心脏之间双向的沟通管道；心脏跟大脑之间的资料传输不但是双向，而且心脏传送到大脑的讯息，远多过大脑传送到心脏的讯息。

心术研究院也发现，大脑的节奏会主动和心跳的节奏同步，血压和呼吸的节奏也一样会跟进。因此，我们甚至可以大胆假设，心脏的震动频率是身体所有讯息的总指挥官。而这些在心脏、大脑及全身之间传导的讯息，会影响我们的行为举止跟感觉；混乱跟不正常的心跳，告诉大脑我们现在的状况并不好，应该有意识地去表达，或是思考解决之道。

心跳也被情绪所影响，生气、愤怒、憎恨、恐惧、担心、害怕，都会造成心跳的混乱。而爱、慈悲、信心、感恩、安全感，则会产生平稳的心跳。了解这样的关系后，你就会知道处理人的负面情绪是何等重要。

对目前的主流医学而言，心脏只不过是一个水泵；出了问题，只要更换一个适合的就好。但有趣的是，很多做过心脏移植手术的案例都显示，接受移植的人或多或少都会保有捐赠者的一些特质（像是突然想吸烟，或是偏好某些食物），有些和本身的兴趣相去甚远，连患者自己都觉得莫名其妙。因此，心脏、心智与身体，是联结在一起的完整个体，并非随时可以换零件跟淘汰的机器。

最管用的转移排泄情绪法

生气时：你有"踢猫效应"吗？

早上领导被老婆骂了，领导窝火，到办公室把一位中层干部找过来骂了一通，中层觉得莫名其妙，回到办公室刚好碰到下属来汇报工作，劈头盖脸地把下属骂了一通。下属一肚子委屈终于熬到下班，在路上遇到一只猫，狠狠踢过去，把猫踢到几米开外。就这样，领导老婆的怒火，经过层层传递，最后传递到街头可怜的猫身上。

名词解释：坏情绪是可以传染的，心理学上称之为"踢猫效应"。

相信我们每个人都多多少少实践过这个"踢猫效应"。所谓"迁怒"，就是脾气会乱发。我们最容易迁怒的是自己家人，在外面受了气回家，妻子好心前来询问："怎么回得这么晚？"于是对妻子大叫："别啰唆了！"这就是迁怒了。其实并不是骂妻子，是在外面受了气，无处可发，向妻子迁怒了。

情绪污染是一种无形的伤害。

每个人都难免在工作和生活中出现各种负面情绪，这些负面情绪往往还会传染别人，这种情绪传染就是心理学上的"踢猫效应"，是人与人之间情绪泄愤的连锁反应。这种情绪的感染，就像一滴墨落在白色的宣纸上，慢慢地晕染开来。比如一群人在很开心地说话聊天，突然跑进来一个人，阴沉着脸，欢快的气氛瞬间消失，这时如果他带来的是噩耗，整个群体也会立即陷入悲伤之中。

从某些层面上说，也有长期受到情绪污染，没有得到正确排解所致的因素，比如一个孩子，在家庭不和睦的环境中长大，整天被这些负面情绪污染着，就会变成一个问题孩子，或变得暴怒无常，或得抑郁症。

情绪污染来袭：八成人难抵情绪污染。

情绪污染该如何面对？某调查的10位白领中，有8人认为自己很难抵挡负面情绪。王小姐说:"我受坏情绪传染特别厉害,但我撒气的对象都是男友和亲近的人。"

另外两人感觉遇到坏情绪时能自我化解。李先生说:"自我调节很重要,要寻找一种既能把坏情绪消除又不影响他人的发泄方式,我难受的时候就打游戏或是去运动。"

哭是心理排毒,专家建议组团哭泣

著名心理学者韦志中说,情绪情感的出口,除了语言和文字,最直接的行为表达,当然就是哭了。科学研究早已表明,人在情绪低落时所产生的泪水是有毒的,不让它流出来有害身体健康。只是,我们手捧着这样的道理,却依然保持着压抑情绪的坚强作风,咬破嘴唇也要笑。哭也讲科学,真正科学有效的哭泣,才能达到最大程度的发泄情绪、舒缓压力的目的。

从心理学来说,每个人都有自己的"心理免疫系统",在遭遇心理失衡时,大多数人可以通过这个"心理免疫系统"在一定时间内自行缓解失衡或恢复平衡,但也有一部分人不能自行缓解,甚至随着时间的延续出现心理疾病。所以,当遭遇精神创伤、陷入忧虑和绝望时,应该让自己哭出来。调查发现,长期不流泪的人患病概率比普通人高一倍,而男性的胃溃疡和精神分裂症患者中,长期不哭的人占了多数。

定期给自己一个哭泣的方法。

曾听过一个浪漫主义者跟我描述她的哭泣方式:一个人在房间里,放上悲伤的音乐,在地上铺上羽毛,然后随着音乐舞蹈,不论节奏和动作,一边舞蹈,一边流泪⋯⋯听起来像凄美的电视剧情节。虽然不一定需要如此刻意和浪漫,但这种定期给自己一个哭泣和发泄情绪的方法,却是值得借鉴的。一般情况下,哭的"科学性"体现在以下几个方面。

哭3—8分钟:一个正处于心理失衡状态的人,内心很脆弱,因此,不适合哭得太久,一般有3—8分钟即可。这样,既可以让你宣泄不良情绪,又不会因为过度伤心而导致神经系统出现紊乱。告诉自己"好了,现在可以不哭了,不要再有声音了,你可以使劲地呼吸,深呼吸,然后深深地呼出去。好的，再来一次"。透过这样的干预，可以让自己重新回到情绪稳定的状态，避免陷入无休止的悲伤中不能自拔。

哭出来，没有关系：处于心理失衡状态的人，一般内心是冲突的。因此，大多数人一边哭泣，一边用手掩面，因为内心的情绪已经要爆发，但又觉得"这样不好""太丢人了"等。这样的一种矛盾状态，会让自己陷入内疚和自责中。这时候，需要坚定地告诉自己："没有关系，你可以大声哭出来"，同时轻轻放下自己捂在嘴巴上的手，给自己的情感宣泄以支持和鼓励。

找个安全的空间：找一个相对安全的空间痛快地哭，可以避免事件平息后的自责和羞耻感，避免受到再度伤害。

有人觉得，哭一场可以缓解压力，放松心情；可有人觉得，哭了以后感觉反而更糟。这其实大有原因。研究表明，在公共场合哭，不仅不能安抚心情，反而会引发更多的悲伤、难过，甚至遭到不解和嘲笑，这种哭起不到改变精神状态的作用。

但如果是在安全的环境里，情况就不同了。这时的哭可以平息心情，哭过之后呼吸和心跳慢慢恢复正常，可以起到安定人心的作用。而心情不好，头脑一片混乱时，通过哭来发泄，将会帮助你整理思绪。

由此可见，哭能不能改善情绪，很大程度取决于你在什么地方哭。一般来说，私密、安静的环境能让人放松警惕，也不必担心被批评嘲笑；而身边有无声支持你的人，也会大大增加安全感。

组团哭泣：有的时候，我们不得不把眼泪忍回去，比如在公共场合，或者怕家人担心。哭，虽然可以忍，但对身心却绝无益处，久而久之，还会想哭都没了泪。可以学学"哭哭团"的做法，最好找个安全的环境和能够倾诉的人，将糟糕的情绪好好哭出去。

一则新闻报道上说到一个很有意思的网友征集：一男子因失恋伤心透顶，想好好痛哭一场。可是……在家里哭怕家人看见担心，在外面，又怕被人笑话。于是他征集网友，相约到一个无人的地方一起哭。帖子一出，响应者无数，看来不只他一个人饱受"欲哭无门"的折磨。从心理学的角度看来，这是一个积极寻求情绪出口、互相安慰和支持的良好方式。

美国曾有研究发现，和同样心情不好的人一起哭，事后感觉轻松得多。因为在相同的心情下，我们觉得安全，也能感觉到别人的支持。"哭哭团"虽然不属于正规的心理治疗，但这种新鲜的做法也提醒我们，面对压力，要主动寻找心理支持。支持不仅来自家人、好友，还有"同病相怜"的团体。

哭不出来时怎么办？

比想哭不能哭更难受的，可能就是想哭却哭不出来、心里堵得慌的感觉。这里有几个实用的建议：

看悲情电影。艺术作品可以帮助我们表达情绪，触动内心的电影，其实是在以艺术的形式呈现你的经历和感受。因此，看一部切合心情主题的电影，也相当于自身情绪的有效表达。

做一些会产生生理眼泪的事情。例如剥一个洋葱，喝一杯芥末水，让眼泪自然流下来，不要擦，也不要回避。身心是可以相互影响的，眼泪流下来的时候会引发悲伤的情绪，生理眼泪过后的眼泪，就是真正的坏情绪的发泄了。

选择一些悲伤的姿势和行为：例如双手抱膝蹲在地上，反复做捶胸顿足的动作，并伴随哭泣的声音。这是基于行为会影响情绪的原理而形成的有效做法。

找人倾诉。有时候受了创痛自己可以坚持，一旦有人嘘寒问暖就受不了了。很多时候我们哭不出来是因为内心一直有个声音告诉自己要坚强，不能哭。这样的方式对身心非常有害。这时候需要找一个朋友聊聊，说到动情或委屈处，眼泪自然就下来了。

盘点心理最大的三大毒素，三招教你及时排毒

美容排毒、减肥排毒，这些大家都听得多了，但是，心理排毒大家又听说过吗？其实，每天繁忙的生活节奏给心理堆积了不少的毒素。今天，我让大家了解一下有哪些心理毒素，又应该如何排毒。

心理毒素之一：郁闷

表现：提不起精神，对什么事都失去热情。

支招：看振奋人心的成功故事

总是没有成就感，感觉得不到肯定和认同，感觉很消极、很郁闷？此时，不妨看点波澜起伏的励志书籍、电影等，激励下自己。了解一下主人公如何在逆境中克服困难，不仅有助于忘掉不快，还能帮你寻找机会和灵感。此外，调亮家里的灯光、听点舒服的音乐，这种愉快的身心刺激，也会帮你赶跑不良情绪。

心理毒素之二：迷茫

表现：感觉日子浑浑噩噩、过一天是一天，找不到目标，也没什么盼头。

支招：重拾曾经热爱的事物

"迷茫"说到底，是因为生活缺少热情、没有惊喜。不妨想一想，自己小时候最向往、最想玩些什么，比如去某个旅游胜地、学钢琴等，然后试着去实现它。这样做能让你的心态恢复活力。此外，小小改变一下生活方式，比如换条上班路线等，也有助于打破沉闷。

心理毒素之三：烦躁

表现：总是被时间追着跑，一天到晚神经总是处于高度紧张，进而变得暴躁、易怒。

支招：设定个休息日

经常发"无名火"的人，恐怕最根本的原因是很久没时间放松了，对他们来说，最好每周给自己设定一个"休息日"。在这一天，可以有意识地关掉手机、电脑，真正地放松一下。去公园走走、到街上逛逛，让自己感受一下生活的美好。

总之，在繁杂的生活当中，产生不良情绪是难免的。只要我们善待生命，在短暂的人生中，不要用有限的光阴去追逐那些生命中没有价值的东西，改变能改变的，就能自得其乐，做自己情绪的主人。

三、心灵排毒：心静了，世界就静了

清除痛苦的三大法则

面对自己心灵的问题，压抑不如疏导；在面对外界的问题时，对抗不如转化。虚云大师有个"一、二、三、四论"：一改心，二换性，三回头，四转身。

这正是关于"自我进步之道"的精彩表述。它充分说明了"自我转化"对一个人成长的重要性。

"转"的价值，在东方炼心学中很重要。如禅宗经常在探求"悟"时，要说"下一转语"。《菜根谭》更说得好："迷则乐境成苦海，如水凝为冰；悟则苦海为乐境，犹冰涣作水。可见苦乐无二境，迷悟非两心，只在一转念间耳。"

转的作用不单体现在心态和能力的改变上，也体现在看待和处理问题方式的转变上。许多事物，假如从一个角度和层次去看待和处理，也许不错，但换一个角度，就会发现并不是那么好；相反，也可能从某一个角度去看待就好，换一个角度和层次就不好。

这世界上转化和摆脱痛苦的方法与技巧恐怕加起来不只一万种，其中有心理学的，有哲学的，有社会学的，有宗教学的等，仅佛家就有八万四千法门，别说解决痛苦，就是学这些方法也是一种新的痛苦。

由此，我对古今中外所有的解苦大师的方法进行了归纳和总结，把所有的杂七杂八的方法归为三类：

第一类：改变内心世界，改变人生；

第二类：改变行为世界，改变人生；

第三类：改变环境世界，改变人生！

所谓"改变内心世界，改变人生"，就是说，人的幸福完全可以由改变内心的观念、思路、思想、空间、自由度、看法、情绪、情感、意志、动机、兴趣等，而达到改变心情，增进幸福的目的。

所谓"改变行为世界，改变人生"，就是说，人的幸福完全可以由改变运动方式、运动强弱、行为方式、说话方式、吃穿住卧行走方式、工作方式、娱乐方式、学习方式、生活方式等，而达到改变心情，增进幸福的目的。

所谓"改变环境世界，改变人生"，就是说，人的幸福完全可以由改变空间位置、工作单位、气氛场合、光线阴暗程度、风水、色彩、磁场等，而达到改变心情，增进幸福的目的。

打通心中的隧道

雪山隧道是值得台湾人骄傲的一个浩大工程，整整花了十三年的时间，牺牲了十三位工程人员的宝贵生命，方才开通了这一条亚洲第一长、台湾有史以来最艰巨的隧道工程。

开通之后，总工程师在接受Discovery媒体访问时，骄傲地说出他的心得："没有打不通的隧道，只有打不通隧道的人——因为你放弃了。"

在我们的人际关系中，也有许多的障碍一直横逆在我们眼前，像是多年冷战不讲话的人，或是一直无法原谅的朋友，乃至于种种学习上的恐惧，或是人生过程中的境界、退失初发心等，这些都是我们心中尚未打通的隧道。如果我们选择"放弃"这条路，就无法打通任何一条隧道。

同理，佛法如甘露，能除一切忧，但若在修行的过程中丧失信心，半途而废，即使是小烦恼也无法化除。所以，没有解决不了的烦恼，只有解不开烦恼的人，只要你不放弃，就可以打通多年来幽暗的心中隧道。

很多人都说："现在科技发达了，物质丰富了，生活水平都达到小康了，多好啊！"但是我们的内心有真正的快乐和幸福吗？开心、快乐越来越少，几乎没有了。因为物质越发达精神越落后，越有压力。

现在的生活条件和以前的生活条件相比是天壤之别，人们应该开心、快乐、满足了。但是为什么实际上并非如此呢？这就是业障。真想消业还债，就要破除我执，放下自我，真心地去爱所有众生，为他们奉献、付出，这样就没有负担和压力了，也没有烦恼和痛苦了。你的心门打开了，心量就大了，就能圆融、容纳了。

每个人都有一个自我，都把自己关在一个小小的笼子里。我们现在的范围都很小，一说"这是我的家"，就执着于几十平方米的空间；为了暂时的利益和精神的寄托，将周围的几个人执着为亲人。心门要打开。是有家，但是没有"我"的家；是有父母，但是没有"我"的父母；是有儿女，但是没有"我"的儿女……把这个"我"去掉，这样范围就大了，整个法界都是自己的家，众生都是我们的家人。去掉了这个小"我"，就能达到这种境界。然后到哪里都舒服，到哪都可以，多自在啊！这叫解脱。除此之外没有解脱。

解脱不是从这个地方去到另一个地方，而是要去除小范围的界限；不是身要解脱，而是心要解脱。心解脱了，身自然就解脱了；身在轮回，心不在轮回。身不可能不在轮回，因为我们还要救度众生。大家要明白，修行就是修一颗心。我们讲轮回，讲痛苦，也是讲一颗心——心轮回，心痛苦；讲解脱、涅槃也是讲心——心解脱，心涅槃。

平时常做精神排毒

如果有人问你，这个世界上谁最关心你、心疼你、了解你，你会怎样回答？父母？爱人？还是朋友？其实都不是，真正最心疼你的正应是你自己。我们人体自身的防御、免疫系统是最好的贴身"小棉袄"，因为它呵护你，是出自本能的反应。

我们经常犯一些错误，比如，如果感冒发烧，我们的第一反应就是吃药找大夫，有条件的去大医院，没条件的也屁颠屁颠到诊所找大夫求药。有点医德的大夫会推荐你合适的药，遇到利欲熏心的则会拽住你胳膊把你手背扎个稀巴烂（打吊瓶），再不就是挑最贵的药给你。乍一看，生病吃药打针无可厚非，养病如养虎嘛，当然得把小病早早消灭。

但事实上，如果有点不舒服就立刻吃药打针，时间长了，我们就成了药罐子、药坛子，因为我们自身的免疫系统被抑制得没了活力。举个例子，很多人骨折后，第一反应就是立刻喝大骨汤进补，以为这样会加速骨骼愈合，殊不知此法不妥，因为骨折后人体会产生一种自愈能力，此时进补会抑制它。这就好比皇帝正批阅奏折，太监在一边大呼小叫出主意一样，皇帝不急太监急，此法不可取。

我们应该提高身体的免疫力，增强机体的自愈力，药物只能作为辅助，须知是药三分毒。

我们会哄爱人和孩子，却唯独不会哄自己，其实，自己生活快乐轻松，就是对家庭的最大贡献，如果你整天一副垂头丧气，郁郁不得志，风吹三晃荡的样子，怎么指望你去帮助家人呢？

哄自己，先要做情绪的主人。当我们发现与对方的争吵与辩解无效甚至有反作用时，不如退出来让精神放松。当我们误了上班时间，心碎到花儿都谢了、大骂打卡机的同时，须知受伤的还有我们。很多疾病都是由不健康的情绪引起的，不必要的烦恼我们一定要抛弃。看到孩子老是淘气给自己惹祸，不要生气，因为还有很多夫妇没有孩子；照镜子发现自己面容发黄，身材走形，不要心焦，因为我们起码四肢健全，有健康相伴；看到富人住豪宅，人家的宠物狗吃的狗粮比自己过年饭还要好，也不要心中充满仇恨，因为还有很多人风餐露宿，漂泊在外面，起码我们上顶瓦下踏地。

哄自己，多做白日梦。每天抽出几十分钟来，天马行空地自恋一回，可以放松心情，多活动脑子可以有效减少很多疾病的发生。

多吃一些蔬菜和水果，因为里面含有活性分子和代谢分子，它们可以激发人体的免疫力。

每天做半个小时的有氧运动，有条件的到外面散步，实在不想出去的，在家里看电视时，也可以边看边做收腹等运动。

每周都找人吐吐烦心事，做做精神排毒。

保证良好的睡眠，充分休息，让机体免疫战士能够过得滋润一些。

不快乐，是你计较得太多

淡，是一种至美的境界。苏东坡写西湖，有一句"淡妆浓抹总相宜"，但他这首诗所赞美的"水光潋滟晴方好，山色空蒙雨亦奇"，是更自然的西湖，虽然苏东坡时代的西湖，并不是现在的样子，但真正欣赏西湖的游客，对那些大红大绿的，人工雕琢的，市廛云集的，车水马龙的浓丽景色，未必多么感兴趣。

识得西湖的人，都知道只有在那早春时节，在那细雨、碧水、微风、柳枝、桨声、船影、淡雾、山岚之中的西湖，才像一幅淡淡的水墨画。展现在眼前的西湖，才是最美的西湖。

淡之美，某种程度上接近于古人所说的禅，而那些禅偈中所展示的智慧，实际上就是在追求这种淡之美的境界。

淡了，也就是放得开了，放得下了，心里沉甸甸的东西少了，负担、包袱轻了，办事不必掂斤播两，交往用不着患得患失。不要视什么都是生命，失去了就活不下去。

淡了，承受力也加强了，心胸开阔了；淡了，也就不固执，不钻牛角尖了，失去了那份倔强和要强，也就会生活了，对自己会呵护了，知道平息自己急促的呼吸，舒展自己紧张的肌肉，平和自己的心态。

淡了，得不到的、失去的，也就让它随风去吧，风还会刮来你没想到的东西，人生有多少得失在不经意间。

淡了，则没有耿耿于怀、气流不畅的感觉了，脑子里旧的东西停留得很短，眨眼便会打开心结。你的眼泪从此值钱，梨花带雨那也是对生活的调剂。

淡了，并不是空壳般地活着，而是充满宽容地活着。伤感、委屈没有了，淡漠给你带来的是意想不到的快乐。那些得意、傲慢、迷茫、沮丧、焦虑甚至绝望，再也无法震动自己。

没有了失望和遗憾，没有了紧锁眉头的叹息，对任何人、任何事都不苛求了。反而有了"不以物喜，不以己悲"的恬淡。

淡了，也就是成熟了，多了一分持重，少了一分浮躁。

痛苦是因为你记性太好

有一位有学识的长者，他虽年过八旬，但身板硬朗，精神好，谈吐很有哲理。问其有何养生之道？他只说了四个字："学会忘记"。细细品来，还真有几分道理。

从医学上探根求源，能够忘却的人能相对地保持心态平衡，使人体的神经系统、内分泌系统常处于一种有规律的缓释状态。因此，善于忘却之人的心脑血管和其他器官受刺激的次数也显著减少。气血中和则百病难生，这是擅忘却者多长寿的奥秘所在。

人生旅途，不可能一帆风顺，难免会有这样或那样不愉快的事情发生。对于这些，是有意识的忘掉，还是念念不忘？此举对老年人的生活质量和身体健康会产生较大影响。"学会忘记"，心理学上叫作"有意识淡化"是较理智的选择。

心理情绪会影响生理健康。古今中外，但凡高寿者，无不是心胸豁达、不计小节者。自嘲"刁民"的张学良，之所以能活到百年，其长寿秘诀是"什么都不放在心上"。民国元老、著名书法家于右任饱经沧桑，几度沉浮，却一生淡泊，荣辱自安。常有友人问及他高寿之道，他总是指指客厅墙上高悬的字画，笑而不语。

那是一幅写意的莲花图，旁边是一帧对联——上联：不思八九；下联：常想一二；横批：如意。常想一二，就是用心感恩、庆幸、珍惜人生中那如意的十之一二。然而，人生不如意事常八九。倘若心为物役、患得患失，就只会悲观绝望、窒息心智，因此对"八九"应"不思"之。"不思"即忘却，忘却不仅是一种大度、一种超脱，更是一种美德。

忘却是快乐之源。忘却是明智之举。有了忘却，就不会在斤斤计较的情绪漩涡里迷茫和徘徊，心境便有了一份愉悦，对身心健康非常有益。

善于忘却的人，往往胸中装着大局，追求远大理想和未来，能够除却私心杂念，坦然面对人生。

其实，过去的事情，已成为历史，想也没有用，若想得多了，反而会增加思想负担，勾起不必要的烦恼。如果索性将其忘掉，主动甩掉思想包袱，就会活得轻松愉快。所以说，老年人要"学会忘记"，搞心理平衡。

若无闲事挂心头,便是人间好季节。"学会忘记"固然重要,但并非人人都能做到。不是吗?

如果老年人能"学会忘记",有意识地把过去不愉快的事情丢掉,自觉地清理思想里的垃圾,就会使自己心宽心静,更好地颐养天年。

现代医学表明,80%的老年性疾病与各种精神因素有关。心理调节,保持精神愉快,对老年人的健康至关重要。因此,老年人要保持身心健康,愉快安度晚年,应做到四忘:

第一是忘年,就是说,平常尽量少想自己的年龄,这种心态会使人感到总是年轻,还能有所作为,热爱生活,热爱事业,而这种总是年轻的感觉反过来又会强化自己的良好状态,对生理产生积极良好的反馈和调节作用。

现代医学研究表明,人体免疫功能主要受大脑皮层机制制约,年轻化的心态会促使免疫功能年轻化,使它增强活力,从而使人体各器官的功能得到全方位的巩固和提高。美国医学专家认为信念、自信心和事业心,是保持健康的三大要素。

老年人时间比较充裕,在身体状况许可的情况下,应选择一项事业作为自己的发展目标,如书法、绘画、养花或参与社会活动等,制订切合自身的计划,坚持老有所学,勤学习、多动手、多用脑,有条件的可以到老年大学去学习,整天忙忙碌碌,保持一颗不老心。

老年人还要发挥余热,适当参加社会活动和家务劳动,扩大社会交往,融洽家庭、邻里关系,做个众人喜爱的热心人。

第二是忘形,就是超越自我,忘却自己的身份,摆脱某种心理上的羁绊。每个人的身份、地位、成就等差异性很大。但是当人们离休、退休以后,应该忘记这些差别,因为这些差别实际已不复存在。前者不必端着架子,后者不必自惭形秽。彼此忘却身份,不拘形骸,互相投入,日子过得愉快,有利健康长寿。老年人还要多交青年朋友,多接触并多了解一些青年人,将自己的宝贵经验和知识传授给他们,同时从他们身上感受时代的气息,吸收好奇心、探索精神和求知欲等,始终跟上时代的步伐。

老年人还不妨来个老来俏。老年人打扮得漂亮潇洒一些，别人看着有活力，自身感觉也舒心，从而消除人老叹珠黄的忧伤，有益于身心健康。美国一家杂志调查了3000名老年人，发现注意着装打扮的人患高血压、冠心病、溃疡病、癌症等疾病者比不注意着装打扮的人少30%以上。

第三是忘怀，就是内心自适、恬淡，不依恋身外之物和名利地位，不追念往日的荣辱，不计较过去的恩怨，心胸开阔，旷达自知。每一个老年人，经历了几十年的生活旅程，在工作、学习以及社会交往和家庭生活中，总不免有喜怒哀乐的生活经历。

有些老年人，喜欢拿自己年轻时代业绩和现在对比，觉得自己人老珠黄不值钱，因而忧郁沉闷、悲观失望；有的对于自己过去那种坎坷遭遇与心灵创伤耿耿于怀，经常向别人滔滔不绝地诉说，沉湎在往事的悲哀中，凡此种种，医学上叫作回归心理。回归心理不但影响老年情绪，而且当不良情绪得不到有效控制时，还会促使老年人的身体机能加速衰退，促使心血管系统、内分泌系统以及消化功能的进一步减退。

因此，老年人要培养豁达、积极的人生观，应珍惜这段宝贵的晚年时光，不纠缠于过去的人和事。我国唐代大诗人白居易，虽然宦海沉浮，历经坎坷，但他始终乐观豁达。他写过这样一首诗：蜗牛角上争何事？石火光中度此生。随富随贫且随喜，不开口笑是痴人！这可以说是经历过各种生活体验后对人生的领悟，实在意味深长。

第四是忘机，就是心无纷争，淡泊名利，不做损人利己的事，不刻意去追求地位、名誉和金钱，力求怡然自乐，知足常乐。我国医药学经典《黄帝内经》中说：恬淡虚无，真气从之，病从安来。是以志闲而少欲，心安而不惧，形劳而不倦。中国有句俗话仁厚寡欲者寿。这都是说不贪婪、少私欲可以防病健身。

人类生活的实践证明，正确对待名利地位，采取超逸、大度的态度是保障健康必不可少的。95岁的老人郑逸梅，眼不花、耳不聋，每年还发表作品几十万字，被中国老年人体育协会评为健康老人。

他的体验是：我既不和人争名，也不和人争利，一切付诸淡然。我的格言，不与富交，我不贪；不与贵交，我不贱；虚怀始能交友，素心方许读书；味澹始真，香清自永；求其所可求，求无不得；求其所不可求，求无一得；世无金窟，有之在勤山劳水之间。凡此种种，都是我健康的内在因素。郑老的人生观，名利观，对老年人有很好的借鉴作用。

日本老年协会的加藤泰纯博士赠给高龄老人幸福生活的三大秘诀是：忘记死亡，忘记钱财，忘记子孙。

可见，人生在世，能把繁杂的世事、短暂的人生、功名利禄看得淡些，看得"空"些，平日少有忧愁烦恼，更不会去自寻烦恼，焉知不是福事一件？老年人懂得了看得"空"，想得开，自然会让生命增值。

最大的快乐是放得下

智者的眼里，人间琐事没有放不下的。人赤条条来到世间，除了父母养育的肉身，不带一丝外物。人生短暂数十年，对于大千世界来说，不过匆匆一过客，应该轻松愉悦地走过人生旅途，才是明智的选择。

动物中有一种最笨最傻的动物，已经记不清它的名字了。它走一路捡一路，不管碰到什么东西，都拿来背在背上，直到重负把自己压趴在地。

学会放下，实在是一种积极的人生态度。智者能够成功，就在于善于放下不必要的东西。让我们也试着学会放下吧，你就会发现你周边的一切变化！

生活中，有些老年人总想什么都得到，凡事都非常的放不下，结果越是放不下，越得不到。而有些人凡事都随遇而安，不但可以绝处逢生，而且能够抓住机遇，获得意想不到的成就。总之有些朋友就是这也放不下，那也放不下，想这想那，愁这愁那，心事不断，愁肠百结。

我们可以躲开一只大象，却躲不开一只苍蝇。使许多人不快乐的，常是一些芝麻小事。

有的人为什么活得轻松，而有的人为什么活得沉重。前者是拿得起，放得下；而后者是拿得起，却放不下。

一个人在处世中，拿得起是一种勇气，放得下是一种肚量。拿得起，实为可贵；放得下，才是人生处世之真谛。只有放得下，才能将该拿得起的东西更好地把握住。

李白在《将进酒》诗中写道："天生我材必有用，千金散尽还复来。"如能在这方面放得下，那可称是非常潇洒的"放"。人世间最说不清道不明的就是一个情字。凡是陷入感情纠葛的人，往往会理智失控，剪不断，理还乱。若能在情方面放得下，可称是理智的"放"。争强好胜，对名看得较重，有的甚至爱"名"如命，累得死去活来。倘然能对"名"放得下，就称得上是超脱的"放"。

生活中令人忧愁的事实在太多了，就像宋朝女词人李清照所说的："才下眉头，却上心头。"狄更斯说："苦苦地去做根本就办不到的事情，会带来混乱和苦恼。"泰戈尔说："世界上的事情最好是一笑了之，不必用眼泪去冲洗。"

最后想引用一句中国古人的话："宠辱不惊，看庭前花开花落；去留无意，望天空云卷云舒。"让我们一起来学会"放得下"，以此来增强我们的心理弹性，共享"放得下"的养生福分。

时下，人们名利缠身。陷入你争我夺的境地。快乐从何而来？一整天心事重重，做梦都半夜惊醒。老疑神疑鬼，荫翳不开。快乐又怎么会与你有缘？

快乐是简单的，快乐就在身边。放下就是快乐，拨开云雾，卸下心灵的枷锁，在平平凡凡的生活故事中，你将体会一种轻松如风，畅快淋漓的感动。

其实，每天发生在我们生活中的很多悲剧。往往就是无法放下自己手中已经拥有的"东西"所酿成的：有些人不能放下金钱。有些人不能放下爱情。有些人不能放下名利，有些人则是不能放下不应该执着的执着。

然而。如果你能够领悟"放下"的道理，你将会有一种如释重负的感觉。因为只有懂得放下。才能掌握当下。心中的那扇天堂之门。才会为自己敞开。

放下是一种心态。一种精神，更是一种品格，一种境界。放下了自我，才能想到别人；放下了个人，才能想着国家和人民；放下了渺小和卑劣，才能赢得伟大与崇高。因此，放下，也是一种智慧，一种幸运。

不要感叹自己缺少什么，善于放下自己手里拥有的东西的人，才是一个真正有智慧的人。

第三章

中医养生治病方法二——身心灵供养法

一、供养身体：疾病几乎都是从细胞潜饥饿开始的

疾病多是从细胞潜饥饿开始的

中国有12.5亿人处在细胞潜饥饿状态，每天新增加4万人出现潜饥饿，每天有15000人死于潜饥饿导致的疾病。那什么是潜饥饿呢？

细胞潜饥饿，是由于营养失衡和营养过剩，造成维护人体正常生理功能运转的营养元素不够需求，出现的隐蔽性细胞营养饥饿症。细胞潜饥饿，已成为我国居民慢性疾病暴增的重要因素之一。

据第三次全国营养调查，中国居民普遍缺乏维生素、矿物质、纤维素，而糖、脂肪摄取过剩。在矿物质缺乏中缺钙居首位，其次，普遍缺乏维生素B2，排名第三的是维生素A。

细胞饥饿的祸根：由于化肥农药，导致土地板结，以及食品添加剂滥用，使动植物营养素只保留100年前的1/5，低能量食物时代，使细胞长期处于潜饥饿状态。如果恢复到50年前肥沃的土地，至少需要10年不种庄稼。

其次，中国人习惯吃熟食，尤其是在加热过程中，食物遇热分解和酶的催化作用，造成营养素严重流失。其中，一部分维生素随蒸汽一同蒸发；另一部分维生素遇水、遇热、遇油、遇碱、遇酸而大量流失。

还有一类饥饿叫隐性饥饿：隐性饥饿具体是指两大类营养素的缺失，一类是维生素，一类是矿物质。严重缺乏这两类营养素会致病，即使未经察觉的轻度缺乏，也会影响人们的智力水平、劳动能力和身体免疫力。

缺碘导致呆小症。缺碘容易导致甲状腺肿（俗称"大脖子病"），还会造成呆小症，表现为人长不高和智力损失。

缺铁诱发贫血。铁是血液中血红细胞的重要来源。如果缺铁，血红细胞减少，携氧能力降低，除了使身体抵抗力下降，容易感染疾病，还

会降低人的注意力。数据显示，我国每5人里就有1人贫血，多为妇女、儿童、老人。

缺维生素A容易夜盲。维生素A缺乏会影响免疫系统，使机体对流感、麻疹等病毒的抵抗力变差。另外，视神经也会受影响，导致夜盲症，甚至失明。

缺锌让人味觉减弱。锌缺乏会使免疫力下降，还对味觉影响很大。缺锌时，由于吃东西不香，会使食量下降，容易面黄肌瘦。

缺硒对心脏健康不利。硒是种抗氧化营养素，对心脏健康尤为重要。如曾在四川西昌、东北克山等地流行的克山病，无论老幼均因突发心脏问题死亡，这和缺硒有很大关系。

此外，缺钙易导致骨质疏松、缺叶酸往往造成出生缺陷……很多人认为超重、肥胖的人营养过剩，这是不对的。超重、肥胖反倒是隐性饥饿的高危人群，他们多是能量营养素摄入过多，但却可能缺乏微量营养素，这还会加剧诱发糖尿病、高血压等慢性疾病。

大多数疾病都是营养不良引起的

什么是营养不良？

营养缺乏，亦称"营养不足"，是指机体从食物中获得的能量、营养素不能满足身体需要，从而影响生长、发育或生理功能的现象。营养缺乏可以通过膳食调查、体格测量及相关的生理、生化指标的检测来发现。

营养不良是一种营养素缺乏的综合征，是指因摄食不足，需要量增加，损失过多或体内利用过程障碍所造成的一种营养缺乏状况。

造成营养缺乏的因素有哪些？食物供应不足，包括社会、政治和经济因素以及人口增长、资金缺乏；食物中营养素缺乏，包括天然食物中的营养物质缺乏和不科学的饮食方法；营养素吸收不良，包括饮食因素、药物影响、胃肠道功能和食品卫生；营养素利用减少；营养素消耗和排泄增加；营养素需要量增加；营养素破坏增加。

营养不良所表现的症状是什么？

营养不良是一种营养素缺乏的综合征，多见于各种慢性病中，可有不同的表现。营养不良必须根据具体病情分析，判断缺乏那种营养素。如蛋白质缺乏，其症状有疲劳乏力，对各种活动不感兴趣，喜坐卧，学习、工作效率低，消瘦，皮下脂肪萎缩，皮肤松弛，浮肿，多尿，循环及消化系症状，代谢紊乱，贫血等。

营养搭配平衡是中医养生的灵魂

人出生后的第一件事就是吃，如今，老百姓腰包鼓起来了，肚皮也挺起来了。由于多数人只顾解决嘴馋，想吃什么就吃什么，根本不顾及身体的感受。让中国人在追求健康的道路上走向营养不良、营养过剩两个极端，因而，吃出了不少营养失衡性疾病。营养缺乏主要体现在：蛋白质、维生素、矿物质、膳食纤维严重缺乏；营养过剩体现在：脂肪、糖摄取过剩。

中国乃饮食大国，照这样下去，中国的饮食文化不知将会何去何从？那我们又该怎样来理解中医平衡养生理念呢？

摄取七大营养素平衡：人体每天需要200多种营养物质，可综合归纳为七大类：蛋白质、脂肪、碳水化合物、维生素、矿物质、水、膳食纤维。人体有60%~65%的能量来自碳水化合物，15%的能量来自蛋白质，20%的能量来自脂肪，有不足10%的能量来自维生素、矿物质、纤维素。

人体所需的各种营养素都是按照人体需求的比例吸收的，如果某一种营养素摄取相对不足，其他营养素也不会被吸收和利用；如果某一种营养素摄取过剩，机体在代谢多余营养素的时候，又会消耗掉相应的其他营养素。因此，营养吸收是建立在"均衡"的基础之上。

天地运作需要能量，脏腑健康先输营养

中国传统文化与中医学理念都讲"天人合一"，正所谓"人身小宇宙，宇宙大人身"。人体的运作与宇宙天地的运作是一样的道理，天地运作需要太阳的热量，需要地球磁场以及万有引力等提供能量，人体也

一样，脏腑作为人体最重要的器官，它们的运作也需要有充足的营养。

脏腑的气血盛衰状况直接关乎人的生老病死，气血充足、五脏坚固的人抗病能力强，一般很少生病。反之，如果一个人气血不足，那么首先影响到的就是五脏。气血就像五脏的"粮食"一样，气血不足就会使五脏闹饥荒，五脏不肯正常工作，各种疾病就会乘虚而入。

假如心脏没"吃饱"，就会心慌、气短、胸闷，特别想休息，心跳得越来越慢，开始痛。这些症状其实是在提醒你，它饿了、累了，需要血来补充。在这里需要特别注意的是，此时并非血液的流动受阻，而是要从增加血液的总量上入手。

肝脏"吃不饱"，它的工作量就会减少，以前吃一斤肉，它都能转化成人体所需要的能量，而在吃不饱的情况下，一斤肉它只能转化七两，余下的三两以脂肪的形式弃置在肝脏里，形成脂肪肝，或者堆积在血管里形成高血脂。

如果肾脏没吃饱，就不能保质保量地完成人体排毒工作，身体内的各种毒素就不能及时排出体外，从而引发尿酸、尿素过高。

如果胰脏"吃饱"了，就能奉献给人体充足的胰岛素。胰脏"吃不饱"，糖不能被正常代谢，多余的糖留在血管里，造成血糖升高。

因此，平时要注意合理饮食，做到营养丰富均衡。这样才能保证人体内血的质量和浓度。保证了胃肠的消化吸收能力，就能让人血量充足。

知道了血的重要，下面我们来看气。中医所说的气是由先天之精气、水谷之精气和吸入的自然界清气组成的。先天之精气其实代表的是先天之本的肾。肾为一身之阳，就像人体内的一团火，温煦、照耀着全身。

如果生命是一棵大树，那么肾脏就是树根。对于肾脏，中医里永远只存在着补，从没有泻的说法。不能给肾脏撤火，更不能灭火，只有通过不断地、适度地添加"燃料"，才能让肾火烧得长久而旺盛。

补气就是补肾、暖肾、保暖、驱寒，气血充足就是身体内血液的量足、质优、肾气足、基础体温偏高、各脏器功能正常、代谢旺盛、血脉畅通；气血两亏就是身体内血液的量少、质劣、肾气虚、基础体温低、各脏器功能低下、代谢缓慢、血脉运行不畅。因此，我们要特别注意身体血气的补充。

蛋白质是人体中头等重要的营养素

蛋白质是自然界中一大类结构复杂的有机物质，其英文protein源于希腊文，是"头等重要"的意思，表明了蛋白质在生命活动中的重要生物学意义。现已证明，生命的产生、存在和消亡都与蛋白质有关，蛋白质是一切生命的物质基础，没有蛋白质就没有生命。

关于对蛋白质生理功能的认识，早在1878年恩格斯就曾指出，生命是蛋白体的存在形式，这种存在形式实质上就是这些蛋白体的化学构成要素做经常自我更新。这种观念表明，生命作为物质运动的高级形式，这种运动方式是通过蛋白质来实现的，人体的生长、发育、运动、遗传、繁殖等一切生命活动都离不开蛋白质。

人类对蛋白质的认识经历了一个漫长的历程。1742年，意大利科学家Beccari将面团不断用水洗去淀粉。分离出麦麸，得到了谷蛋白，这是人类首次分离得到的蛋白质。

蛋白质是人体的必需营养素。所有动植物性食物及生物体均含有蛋白质。蛋白质也有不同的颜色，如血红蛋白是红色的，绿色植物中的叶绿蛋白是绿色的。蛋白质是人体氮唯一的来源，我们食入的蛋白质经过消化分解成氨基酸，吸收进入体内重新按一定比例组合成人体新的蛋白质，同时旧的蛋白质又在不断代谢与分解。

营养不足和营养过量都是营养不良

病人营养的两个误区：不敢吃、使劲吃。

营养不良不仅会导致体力不足，降低生活质量；而且影响疾病痊愈，延长住院时间。研究发现，近40%的住院患者存在营养不良，但只有其中1/4的人得到了合理的营养支持，最后约20%的癌症患者死于营养不良。

尽管营养不良现象在住院患者中非常普遍，但是一般群众却普遍缺乏营养知识，还容易偏听偏信。方玉主任说，不重视的人认为营养不良没什么大不了，以后多吃点饭，多吃点肉、牛奶等就好了。太重视的人四处打听营养知识，有的人每天吃花生皮补血，也有人每天吃猪蹄升高白细胞，这种饮食误区常常造成营养不均衡，导致营养不良。

营养不良的两个主要表现：吃得少、体重下降。

没有减肥计划，进食量也没用明显减少，而体重在3个月之内降低了5%；最近食欲不好，进食量比以前明显减少，只想吃质地软的食物；总想躺着、坐着，不想起床运动；做什么都提不起来精神……这些症状看上去是人变懒了，实际上可能提示营养不良。

肿瘤患者的营养不良尤其要注意早发现早干预，因为在营养不良早期进行营养支持可事半功倍，到疾病晚期再营养支持也回天乏术。

营养管理计划也需私人订制：为了防止营养不良，我有自己的营养管理计划。每天把主食、肉蛋奶等高蛋白食物、蔬菜和水果安排得妥妥当当。在主食搭配上，早上吃燕麦和杂面馒头、中午吃荞麦面、绿豆面，晚上吃燕麦饭、玉米饭、杂豆饭；在蛋白质方面，每天早上1个鸡蛋，中午50克肉，晚上100克豆腐；蔬菜每天500克，分散在三餐中；水果每天2种，放在两餐的中间吃。

"普通人群就可以这样吃，但是生病的人尤其要适量增加蛋白和维生素的摄入。"方玉主任说。肿瘤患者最好吃高能量、高蛋白食物、高抗氧化维生素的摄入，也就是增加肉蛋奶、大豆制品及多种深色蔬菜和水果，最好适当做得细软一些，保证消化吸收；如果由于各种原因正常食物摄入受影响，也可以选用易消化吸收的乳清蛋白、蔬果汁等；目前已有专门为肿瘤患者研制的特殊医学用途配方食品，可以提高病人免疫力，辅助肿瘤放化疗期间的治疗。需要提醒的是，患者在疾病的治疗期和康复期，饮食原则可能有所不同，若有营养问题最好看专业的营养门诊，营养会根据您的个人情况制定个体化的饮食营养方案。

再谈谈营养过剩：许多营养素过量都可造成中毒，例如维生素A和D，以及许多矿物质。甚至表面看来完全无害的水、钠、蛋白质等营养素，如果因降解排泄途径受阻而滞留体内也可给机体带来严重危害甚至致死；尿毒症和水肿都可视为中毒状态。

另一方面，许多营养素还是疾病的风险因子，如钠是高血压的风险因子，胆固醇是冠心病的风险因子等。在研究一个人的营养需要时一定要考虑心肝肾等器官的功能状态，因为这几个器官的功能障碍最易导致水、钠和氮质的储留。水钠储留可见于三者的疾病，氮质储留可发生于肝肾病。事实上，肾作为总的排泄器官如果发生病变，可降低机体对许多营养素的耐受性，这些营养素除上述几种外还有钾、镁、磷酸盐等。

肥胖症在富裕国家中是常见的营养障碍，因为它是高血压、动脉硬化、骨性关节炎和糖尿病的风险因子而受到医界的重视。一般人若摄入热量过多，可逐渐出现一个代偿性的生热反应，使热量代谢趋向平衡。一部分肥胖人缺乏此反应，另一部分可能有某种内分泌障碍，但大多数肥胖症的病因似乎主要是进食过多。

干瘦型营养不良病因

一是食物摄入不足。

摄入的食物量不足，长期不能满足人体生理需要，各年龄人群都可发生，尤多见于母乳不足仍长期单纯喂哺母乳，不添加其他乳品或代乳品的婴儿，或因种种原因过早断母乳，又未合理添加断乳期食物，造成长期进食过少的婴幼儿。年长儿童和老人则多发生在贫困地区，食物缺乏，连年灾害地区。

二是不良饮食行为习惯。

如偏食、挑食、厌食等，以致长期食物摄入不足，总量摄取太少，长久不能满足人体生理需要。

三是先天营养基础差。

多见于胎儿营养不良引起的低出生体重儿，如双胎、早产、足月小样儿等，出生时本已瘦小，再加母乳不足，喂养不当，更易发生干瘦型营养不良。

四是疾病常为诱发因素。

患先天性唇裂、腭裂影响进食或因疾病发生咀嚼困难，吞咽肌瘫痪，以及神志不清等造成进食困难，长期摄取食物不足；因患胃肠炎、腹泻长期限制进食；慢性代谢性疾病影响消化吸收利用，使长期营养供应不足。

各种感染性疾病，如病毒性肝炎、肺炎、慢性痢疾等，不但影响食物的消化吸收，又增加长期消耗，常常导致干瘦型营养不良。儿童、成人、老人都可发生，尤其婴幼儿患病时因其生长速度快，一旦进食量不够，常在短期内发生体重下降，消瘦明显，出现干瘦型营养不良。

营养不足易白发，八个习惯让头发悄悄变白

有人说白发是人生历练的象征，有着和年轻人截然不同的魅力。话虽这么说，如果年纪轻轻就出现一头白发，无论是对个人形象还是心理状态，都会有不良的影响。所以，还是希望拥有一头乌黑秀发。

为什么头上会时不时地冒出几根白发？怎么才能让头发重返乌黑亮丽？下面告诉你导致头发变白的坏习惯。

营养摄取不均：现代人因为忙碌，常常在外匆匆解决一顿饭，营养摄取严重不均衡。黑色素细胞在缺乏营养的情况下，无法制造黑色素供给头发。建议多吃蛋白质含量高的鱼类，以及富含促进新陈代谢的维生素E的食品。另外，海藻类也对活化黑色素细胞有良好效果。

累积压力：感到压力时，肌肉会紧张、僵硬，血管也会收缩而使血液输送缓慢。睡觉前泡个温水澡放松身心，或是看个有趣的电影，定期发散不愉快的心情，别让压力把自己压得喘不过气。

没做头部防晒：头部长期曝晒在紫外线下，黑色素细胞易受到损伤，不仅发质变得毛躁，发色也会褪色。平时一定要做好头发的防晒工作，可以借由戴帽子或撑洋伞，随时做好防护工作，避免紫外线的摧残。

肾虚：中医认为发为血之余，又发表于肾，所以说肾其华在发，当心肾不交（失眠，神经衰弱）时，或先天禀赋不足，或思虑过度耗伤精血，或担惊受怕伤肾精时，头发都会变白。因此，要想黑发飘飘一定要注意保养肾脏。头发是肾的根源，肾气不足会直接引发白发的发生。平时可以多吃一些补肾的食物、如黄豆加黑豆、芝麻、枸杞等。

情绪不稳定：情绪变化很容易使机体神经功能失调，因此分泌黑色素的功能也会发生障碍，影响色素颗粒的合成和运送，就会长出很多白发。有些年轻人在短时间内头发大量变白，与工作压力大、过度焦虑、悲伤等严重精神创伤或过度疲劳有密切关系。由于极度紧张、忧愁等消极情绪，往往会引起体内发生一系列急剧变化，造成内分泌严重失调，使人在短时间内出现白发。

那么，没有白头发的人应如何避免头发变白？

保持睡眠充足：每天必须保证至少六个小时的睡眠。若经常加班加点，身体得不到很好的休息，头发也会出现一系列情况。如头发发黄、干燥不柔顺，没有亮泽感。所以，想要拥有一头黑亮的头发，充足的睡眠是重要前提。

生命在于运动：运动时，身体的各个器官都在活动，血液流动得快，身体的每个细胞都激活了，头发就能乌黑亮泽了。

二、供养心理：物质营养超标，心理营养不足

中国人目前最大的问题是心理问题

随着国家经济的高速发展，生活节奏的日益加快、就业形势日趋严峻，竞争不断加剧，以及环境高污染、自然灾害频发，通货膨胀等多方面压力，人们的精神负荷越来越重，国民心理问题日益凸显。

心理健康是民族素质的一大标志，是人幸福能力的基本保障。

抑郁症、焦虑症、强迫症、心理亚健康等高发的心理问题和疾病，已越来越成为社会公共健康的大问题，成为影响中国社会稳定和谐可持续发展的重大社会障碍。

根据中国卫生部疾控中心的统计，我国心理问题和精神疾病者已达7%，超过1.7亿人。心理障碍者为25%~30%，比10年前上升了10倍以上。每年约有28.7万人自杀，约200万自杀未遂者。在国民死亡原因中，自杀排在第五位。

以北京为例，北京市民的心理健康问题直线上升。近年来，北京医院门诊病人中，约有百分之七十至八十所患疾病与心理问题有关，各类精神和心理障碍人数已超过百万，心理健康问题成为较突出的社会问题。

在心理问题和疾病中，抑郁症最为常见，约占全世界患病率的11%。我国的抑郁症患者已经超过2600万，其中10%~15%走向自杀。与抑郁症高发率形成惊人对比的是，各地医院对抑郁症的识别率不足10%，接受治疗的人群不足3%。

此外，近年来，儿童和青少年心理健康问题日益严重。据世界卫生组织估计，2020年前全球儿童精神和心理障碍将增长50%，成为最主要的五大致病、致死和致残原因。

还应关注的是，1/3以上的内科疾病由心理问题导致，如消化病、心血管病、癌症等心身疾病。在国外，艾滋病也已被列为心身疾病。当人长期情绪压抑、精神紧张时，会导致免疫力降低，胃酸分泌过多，血管紧张度增加，血压升高，导致癌症，心血管疾病等。

面对如此众多的心理疾病患者，全国的心理疾病防治机构与人员却严重匮乏。心理疾病的治疗，除了医药治疗，更需要心理治疗和疏导，以治疗抑郁症为例，70%以上的治疗是心理治疗为主。而目前我国的心理治疗和干预机构建设还处于初级甚至零的状态，心理咨询、心理治疗都不在医保范围，而自费咨询和治疗价格普遍很高，一个疗程通常需要数百数千元，民众普遍难以承担，直接影响该病的就医咨询和康复。

物质营养超标，心理营养不足

对于人来说，除了物质资源的需求外，精神食粮与心理营养同样不可或缺。孩子的健康成长，心理营养比物质需求更重要。这是决定一个孩子长大后是否能够很好地步入社会。

所谓"心理营养"其实就是爱。

具体来讲，主要包括父母给孩子无条件的接纳、独立和连接的安全感、认同肯定和欣赏、父母作为榜样给孩子温和的教导等。如果能做到这些，孩子就会很健康，每个孩子与生俱来的内在生命力就会得到发挥，而人的生命力是足以让一个人应对好他的一生的。包括亲子关系恶劣、孩子出现问题行为、夫妻关系出状况等所有的问题最后都是人的"自我"出了问题，只要修复好那个自我，就能帮助到这个人。一旦"自我"修复好，那个人就像春天里发芽的柳枝展现出美丽勃勃的生机。

心理营养是相对于物质营养来说的，是指孩子在不同成长阶段，他们的心理需求。如被接纳，被认可，被赞美，被尊重等。还包括不同年龄阶段，他们内心心理成长的规律。而这些隐性的元素，不同的个体在各个阶段被满足的情况不一，也就形成了迥然有别的个性差异。也就是我们常说的不同性格。不同的性格处世，就形成了不同的命运，也就上演了人间的悲欢离合。

据精神、心理、医学专家多方面的论证，人的健康成长，除来自对生活的适应、信心、毅力等主观因素外，同样离不开外界赋予的精神营养成分，这便是社会、人际、家庭，尤其是父母、老师等营造的无形"精神营养素"。它对人的健康和成长有着与物质营养素同样重要的作用。

专家认为，这种精神营养素是身体健康的首要因素，生活的质量与品位无不以心理、精神的健全、健康息息相关；它主要来自各方面的呵护、关照和爱。如人的童年，主要来自父母、亲人之爱；少年时代，则除以上关爱外，还有师长、社会氛围赋予的爱意和成长条件；青年时代，主要来自夫妻之爱、亲人、同事、朋友之爱；而进入中老年后，则主要来自夫妻、子女和整个社会生活、经济氛围、人际关系之爱，即各方面的帮助、矫正、信任、支持、鼓励、荣誉、友情、亲情、爱情等。

家长都希望把孩子养得健健康康的。可是我们也许不知道，孩子除了身体营养需求外，在不同年龄的阶段，还需要不同的心理营养！如果他没有得到心理营养的满足会怎样，那么他这一生，大概会要寻寻觅觅，直到他能够寻满那个缺失的心理营养为止。

首要心理营养——无条件的接纳。

0~3个月，孩子一出生，需要的第一个心理营养叫无条件的接纳。刚刚出生的孩子非常脆弱，他不能自己寻找食物。他要等待爸爸妈妈喂他，需要他的父母亲帮助他，安慰他，照顾他。孩子什么都知道，只不过他不会讲话，他有很多需要，但他只会用哭来表达。需要他的父母亲能够无条件地接纳他。你不知道以后我会不会孝顺，你也看不出来我到底好不好看，你不知道我乖不乖。但是，你没有条件地来爱我，即使你什么都不知道！

第二个心理营养——在你的生命中，我最重要。

孩子要意识到，在你的生命中，我是最重要的。即使你很忙即使你的身体很不好，可是我很饿，我不舒服，我生病，你都能马上放下所有的一切，先来满足我。那么我会知道，在你的生命中，我是最重要的。对于母亲而言，来做这些，不难。因为妈妈在生完孩子以后，会分泌一种叫本体胺的东西。有了本体胺的分泌，母亲会愿意为孩子提供一切。从生理上，提供乳汁，从心理上，无条件地爱孩子。在妈妈的眼里，孩子是最美的，最完美的。没有任何事情比孩子更重要。

可是如果，3个月内，这个妈妈由于某种原因情绪受到转变，没有正常分泌本体胺。那么父亲就要承担起来。看护孩子，照顾孩子，保护妻子。如果孩子在3个月内，在成长的过程中，他的父母经常吵架打架，两个人的精力都消耗在争吵里了，没办法照顾孩子。那孩子会在成长过程中，另外找一个人替代。也就是另外一个重要他人。从这个人身上希望得到没有条件的接纳。希望成为这个人生命里最重要的人。那么这个孩子一生中都会这样去做，直到他找到那个重要他人为止。到了小学，他会去找小学的老师，到中学，他会去找爱人，会很早谈恋爱。他会希望有人能那样对他，能把他看成生命中最重要的人，如果找不到，他就会带着这个期待长大，带着这个期待结婚。等到结婚，他也会一天到晚一直询问，到底在你生命中我排第几？讲了又讲，问了又问。我是不是你生命中最重要的人？如果我很任性，如果我很坏很糟糕，你还会那样爱我那样对我吗？他会一直不断地去寻找一个答案，这会导致他在人际交往中碰到很多问题，成为他的缺失。

第三个心理营养——安全感。

从4个月开始，孩子进入另外一个阶段。就是孩子想要分离。想办法成为一个独立的人。他本来跟妈妈是相连在一起的，刚出生，经历的是生理上的分离，从母体的分离。从四个月起，他开始走他那条在心理上与母亲或者父亲剪断脐带的另一个过程。如果这个过程没有做好的话，这个孩子永远不知道如何独立。

这个时候，他需要的心理营养是：安全感。这是从4个月一直到3岁一直会做的事情。什么是安全感，就是他的爸爸和妈妈的关系是稳定的。这里面，如果母亲是稳定的话，那么这个孩子根本不用担心，很自然而然地，孩子就会走过这个分离期，很有安全感。从妈妈这里得到安全感的话，孩子就会分离一点，更有安全感的话，再分离一点。

3岁以下的孩子是不知道什么是"我"的，也不知道"我"是谁。也就没有我的经历。这也就是绝大多数孩子，是不会有3岁前的记忆的原因。安全感吸收得越多，越会分离，这是孩子心理上一个自然的过程，只要我们提供了他心理营养，心理健康，他会一直不断地试验，然后他会一直不断地离开，回来，离开，回来……从整个4个月一直到3岁，一直会做这样一件事情。如果没有这个经过的话，这个孩子与他的妈妈会一直处于共生期。他以为他和妈妈是一个人，认为他和妈妈和爸爸是一体的。

这是因为他在这个阶段，心理营养不够，也就是他的安全感不够，安全感不够他就没有办法分离。他也就不能成为一个独立自主，以情相系的人。以情相系就是用感情与别人联系。如果他没有，他整个人就会充满恐惧和害怕。而这时我们能为孩子做的就是要注意夫妻之间的关系。

你们能给孩子最好的东西，不是物质，孩子那么小，他不需要那么多物质，而是父母亲相互间良好的关系。父母关系好，他自然很开心，因为孩子的世界就是他的父母。

如果父母常吵架，常相互指责，孩子就会害怕，而他不会表达他的害怕时他就会用很多古怪的行为来处理。所以当看到我们的孩子行为古怪时，那表示孩子不知道如何处理他自己的情绪。所以我们认为，妈妈最好的功能，就是给孩子安全感。你怎么样给孩子安全感呢？

第四个心理营养——肯定、赞美、认同。

当他有这个"我"时，就是4~5岁的时候，这时候所需的心理营养是：肯定，赞美，认同。这个部分，爸爸的重要性要大过母亲。父亲对孩子的赞美，肯定，认同，不管是对儿子还是女儿，它的分量是特别重的，如果父亲愿意认真对孩子说：孩子我很喜欢你，我非常高兴你是我的孩子。那这句话，孩子会记得一生，并且开心一辈子。如果爸爸在这个部分愿意去欣赏孩子并且用语言和行动表达表现出来，孩子就会充满自信，真正的自信来源于他自己内心的。他知道自己是个有价值的人。因为他会认为，我爸爸妈妈认为我很好，我爸爸妈妈认为我很可爱。那么他长大以后，一定是充满了自信。这个孩子会有这样一种自我的信心后，他就会有一个新的我，并且会明白，我是谁，我是一个怎样的人。然后能够有信心去面对他的人生。去面对他人生中的各种问题，难题。

第五个心理营养——榜样。

6~7岁的孩子，需要的心理营养是：学习、认知、模范。这个时期，要有一个人能做孩子的模范。这个模范可以帮助他解决：当我碰到问题时，我怎么办？如果我心情不好，我怎么办？我与别人的意见不同，我怎么办？告诉他如何管理他的情绪，如何处理他生活中的问题，他需要学习，而这份学习来源于一个模范。

如果孩子能够有这些的话：第一他需要人没有条件地接纳他，让他认为他是最重要的。接下来他需要安全感，使他能够独立，然后需要肯定赞美认同，七岁前是学习认知模范。这个，是心理营养最重要的。当然他再长大，他能够选择，需要更多的生活上的一些能力。但是在心理上，他最重要的时期，就是到七岁之前。如果给足了这个孩子七岁之前的心理营养，他自然就会有生命力去学习，学习新的东西。如果有缺失，他就不能够有成人目标，他就会一直处于寻找的状态，让人家去肯定他，让人家去称赞他，他就不能在他那个年龄发挥出很好的生命力。

心理营养，能早开始最好。如果存在缺失的话，先要处理的一定是爸爸妈妈之间的关系，或者是妈妈爸爸与孩子的关系。然后给他称赞，肯定，告诉他，他很重要。愿意听他说话，出现需求的时候，要满足他。

对于人来说，除了物质资源的需求外，精神食粮与心理营养同样不可或缺。孩子的健康成长，并不是只要满足他的物质需要就行的，心理营养比物质需求更重要。因为这是决定一个孩子长大后是否能够很好地步入社会。所以，作为父母一定要关注孩子的心理需求，观察孩子的行为，及时地给予情感和心理关注。

男人心理健康最重要的"营养素"

一般人都知道，身体的生长发育需要充足的营养，如蛋白质、脂肪、糖、无机盐、维生素和水等，事实上，心理"营养"也非常重要，若严重缺乏，则会影响心理健康。那么，人重要的心理健康"营养素"有哪些呢？

首先，最为重要的精神"营养素"是爱。

爱能伴随人的一生。童年时代主要是父母之爱，童年是培养人心理健康的关键时期，在这个阶段若得不到充足和正确的父母之爱，就将影响其一生的心理健康发育，很多成年人的心理障碍都与童年缺少父母之爱有关。少年时代增加了伙伴和师长之爱，青年时代情侣和夫妻之爱尤为重要。中年人社会责任重大，同事、亲朋和子女之爱十分重要，它们会使青年人在事业家庭上倍添信心和动力，让生活充满欢乐和温暖。至于老年人晚年幸福的关键。爱有十分丰富的内涵，不单指情爱，还包括关怀、安慰、鼓励、奖赏、赞扬、信任、帮助和支持等。一个人如果长期得不到别人尤其是自己亲人的爱，心理会出现不平衡，进而产生障碍或疾患。

第二种重要的精神"营养素"是宣泄和疏导。

无论是转移回避还是设法自慰，都只能暂时缓解心理矛盾，求得表面上的心理平衡，治的只是标，而适度的宣泄具有治本的作用，当然这种宣泄应当是良性的，以不损害他人、不危害社会为原则，否则会恶性循环，带来更多的不快。比如，当你心情压抑时，可以去踢足球，把火发在他们身上，遇到不顺心的事对亲人和好友诉说，把心里的不快倒出来，这就是宣泄。与此同时，也希望有人帮助自己解开心里的疙瘩，或帮助出出好主意。宣泄和疏导都是维护心理平衡的。

第三，善意和讲究策略的批评，也是重要的精神"营养素"。

它会帮助人们明辨是非，改正错误，进而不断完善自己。一个人如果长期得不到正确的批评，势必会滋长骄傲自满的毛病，固执、傲慢、自以为是等，这些都是心理不健康发展的表现，但是，过于苛刻的批评和伤害自尊的指责会使人产生逆反心理，严重的会使人自暴自弃、脱离集体，直至难以自拔。所以，遇到这种"心理病毒"时，就应提高警惕，增强心理免疫能力，我们平时应多亲近有知识、有德行、值得信赖的人，这样就比较容易获得这种健康的"营养素"。

第四，坚强的信念与理想也是重要的精神"营养素"。

信念与理想的力量是惊人的，它对于心理的作用尤为重要，在生命的旅途中，我们常常会遭遇各种挫折和失败，会陷入某些意想不到的困境，这时，信念和理想犹如心理的平衡器，它能帮助人们保持平稳的心态，度过坎坷与挫折，防止偏离人生轨道，进入心里暗区。

第五，宽容也是心理健康不可缺少的"营养素"。

人生百态，万事万物难免都能够顺心如意，无名火与萎靡颓废常相伴而生，宽容是脱离种种烦扰，减轻心理压力的法宝。但宽容并不是逃避，他是豁达与睿智的。

保持心理健康的关键是要学会自我调适，善于驾驭个人情感，做到心理保护上的自立、自觉，主动为自己补充健康的心理营养素，在必要时，也给他人提供能够让心理健康的"营养素"。

注重心理营养，保持心灵持续成长

现在大家都喊累，尤其是教师，越来越难干，为什么？和我们生存的大环境有关。

一是我们生存的环境——生理营养过剩，心理营养缺乏。

我们知道，我们身体的成长和发育离不开充足的物质营养。我们越是关注自己的健康，也就越注重营养。生理健康所需要的营养素来自我们生活的自然环境，营养学把人类所需要的营养素分为六种：蛋白质、脂肪、碳水化合物、无机盐、维生素、水。有人还增加了一种"膳食纤维"。现在说我们营养过剩，主要过剩的是蛋白质、脂肪和碳水化合物，对于现在的人来说，见面说"哎呀！你瘦了！"成为一句恭维的话了。相对来说，我们的营养物质中，维生素、无机盐、水是缺乏的。严格说来，我们的营养属于不均衡的。正是这种不均衡才导致许多现代病：高血压、高血脂、糖尿病、心血管病，甚至各种癌症。人类的身体健康并没有随着我们生活条件的改善变得越来越好。

不过，因为人类很早以前就认识到身体健康的重要性，认识到营养对于健康的重要性，所以保证身体健康的营养学、医学等有了长足的发展，营养学研究进入了分子水平。我国在三千年前就有了关于食疗的记载，《黄帝内经》中就有了"五谷为养、五果为助、五畜为益、五菜为充"的膳食模式。

但是心理健康和心理素质的重要意义，直到最近几十年才引起大家的广泛重视和研究。

营养的价值在于为有机体的代谢过程提供足够的能量，这是我们每天吃饭进食的目的和意义，也是蛋白质、脂肪和维生素等成为最基本的营养素而受人重视的原因，同时也是我们选择食物、改善饮食的理由。同样道理，人的心理活动的发生与发展也需要有"营养"来维持，也需要充足的"营养"所提供的能量来支撑。其实，心理也需要营养素，和生理上的营养物质具有同等重要意义，甚至也许更广、种类更多。就人所需要的精神营养而言，所谓心理营养，它是人类心理发展所需要的养分，是人类为了维护精神活动从外部环境中吸取所需要的信息和能量，是对人类心理发展有积极影响的所有外在刺激的综合。

有人说：理解和信任像蛋白质。蛋白质是生命之源，理解和信任是心理营养素的主要成分。社会或家庭人际间都需要理解和信任，理解使人坦荡豁达，信任使人自信浩然。

鼓励和赞赏像脂肪，给人以热量。人人都需要鼓励和赞赏这种心理营养素。科学家发现受赞赏的孩子比老被责骂的孩子聪明。成人中常受赞赏，工作会更卖力、更起劲。剧场需要掌声，球场需要呐喊，课堂需要表扬，儿童更需要鼓励。

尊重和关爱像糖。尊重使人感到真挚，关爱使人感到温暖。劝解和慰惜是调谐心理的营养素，甚至可以使人在绝境中重生。

交流和沟通像维生素。任何人都需要交流和沟通，一切疑惑在沟通中化解。

礼貌和微笑像水一样，渗透组织，滋润心田。一声"你好"，滋润着多少人的心，微笑令人欢畅甜美，这是调节和疏通心理的润滑剂。

最为重要的精神"营养素"是爱。童年时代主要是父母之爱，童年是培养人心理健康的关键时期，在这个阶段若得不到充足和正确的父母之爱，就将影响其一生的心理健康发育，很多成年人的心理障碍都与童年缺少父母之爱有关。少年时代增加了伙伴和师长之爱，青年时代情侣和夫妻之爱尤为重要。中年人社会责任重大，同事、亲朋和子女之爱十分重要，它们会使人在事业上倍添信心和动力，让生活充满欢乐和温暖。

心理营养的意义，亦在于它能保证与维护人心理的发生与发展，在于能它为人的心理活动提供充分的能量或能源。尽管"心理营养"更容易被人理解为一种比喻和象征，但是它确实有其真实的意义和作用。比如爱与爱心润化人的情感，大自然净化人的心田，文化熏陶人的品行，阅历和体验充实人的心地，良师益友感染人的品格，生活环境磨炼人的意志……心理营养是人性与人格形成和完善的必要条件，是人精神发展和潜能发挥的内在基础。我们的生活热情，我们的精神面貌，我们的个性形成，都需要有最基本的心理营养来支持和保证。获得这种营养，人就有可能得到充分发展，潜能得到充分发挥，才能充分体现出人生的意义和价值。否则，缺乏这种营养，生活就会变得消沉，精神就会萎靡，意志就显得颓废，人格就会出现障碍，发展就会受到限制，心理健康就会受到影响，心理障碍和疾病就会发生。就如同有机体营养的缺乏会产生贫血、体弱和免疫力下降等疾病一样，我们个性上的缺陷，如情感脆弱、意志薄弱、性格懦弱等等，都是由于缺少必要的心理营养所致。

我们也曾经读过许多成功人士、历史名人的传略，我们发现：凡是精神强大的人，在其成长过程中无不充分吸取了生活环境中丰富的心理营养。比如高超的智慧得益于获得了适时、适量、适宜的信息刺激；丰富健康的情感来源于成长中爱和被爱的体验；坚强的意志是因为有明确的生活目标；完善的个性是因为成长的环境中充满了爱和自由……而各种各样的心理问题以及青少年学生常见的所谓"心理幼稚症"，其根本原因是在成长过程中缺乏必要的心理营养。

实际上，我们凭借自己的生命意识，凭借我们的生活经验，在发现机体营养的同时，就已经感觉到了心理营养的存在和意义。比如，我们把积极、努力地去读书与求知比喻成"如饥似渴"，把学习、补充新知识说成是"充电"，言外之意也是一种吸收、补充能量的过程，那些营养和能量是我们必需的；我们也往往把历史与优秀的文化经典比喻为"精神食粮"鼓励人们去吸取"精神营养"。

美国的阿尔伯特·哈伯特把鼓舞过自己的励志美文、激励过自己的格言警句、感动过自己的人物和历史故事、启示过自己的生活碎片收集起来，编辑成册，称之为《我的心灵鸡汤》。当然这只是一种经验和感觉，并未有人像对待机体营养一样来认真地对待心理营养，对于心理营养，人们普遍是忽视的，甚至至今还对"心理营养"这个词汇感到陌生。这是因为人类受对自身的认识水平的限制所造成的。随着人类对自身认识水平的提高，对心理营养的认识和需求也会逐步提高。

女人也要经常增加心理营养

当女人遇到心理挫折和苦难时，就会产生心理危机，出现痛苦不安、焦虑抑郁的情绪，如失眠、心烦、易怒、忐忑不安、悲观厌世，甚至产生许多躯体症状，如头痛、头晕、头胀头紧、心慌气短、呼吸困难、胸闷憋气等症状。女人之所以容易出现这些症状，是因为心理缺乏必要的"心理营养"所致。要摆脱这些症状的产生，需要不断给自己的心理增加营养。增加心理营养的方法很多，下面简单介绍几种必要的方法。

一要树立坚定的信念和理想，这是女人心理健康不可缺少的营养。信念和理想犹如心理的平衡器，能帮助女人保持平衡的心态，度过坎坷与挫折，防止女人脱离正常的心理轨道，进入心理盲区。

二是女人必须保持和发展情与爱。爱是伴随人一生的最重要的情感。人间最珍贵的是友情，最浪漫的是爱情，最动人的是亲情。因此，无论是亲情、友情还是爱情，对于女人来说都是非常重要的。女人，不管是作为女儿对父母的爱，还是作为妻子对丈夫的爱，以及作为母亲对子女的爱，都是非常重要的，在付出爱的同时你也得到了自己想要的东西。友情对于女人也非常重要，女人要有自己的活动空间，有自己的朋友、同事，与他们之间的友情是增加自己心理营养的关键。

三是女人要学会宣泄和疏导，这是增加心理营养的主要方式，适度的宣泄能够缓解精神压力。宣泄的方式多种多样，只要不损害他人，不危害社会，可以采取任何方法。比如你可以痛哭，也可以在卫生间或一个无人的角落里对着墙壁或镜子骂人，直骂到自己不生气为止；或者你可以写一封信，把你的怒气发泄在这张信纸上，当你的怒气消除以后，一定不要忘了烧掉这封信。你在做这一切时，不要让任何人知道。因心理负担如果长时间得不到宣泄，就会形成心理障碍。疏导也是非常重要的方法。比如可以找相互信赖的朋友倾诉，也可以找心理咨询师求助。具有良好职业道德和丰富专业知识的心理咨询师将真诚地关注你、理解你,并和你一起努力,使你减轻忧伤,找回自信和快乐,以解除自己不良的心境。

四要学会接受必要的批评和自我批评。善意的批评和自我批评是增加心理免疫力的有效方法,如果一个人长时间听不到批评的声音,势必会造成骄傲自满、固执、傲慢等不良习气,这些都是心理不健康的表现,久而久之势必会形成刚愎自用、听不进不同意见等人格特点。所谓金无足赤,人无完人,我们每个人都会有这样或那样的缺点。因此,女人应该经常进行批评和自我批评,在提高自己素质的同时,也增加了心理营养,使自己遇到问题时能够处理得更为恰当。

五是女人学会宽容是增加心理营养的重要手段。人生在世,万事万物不可能都顺心如愿,无名之火与萎靡颓废常伴随而生。每当遇到不顺心的事,如家庭中婆媳关系紧张、夫妻之间矛盾或者子女不听话等都会使人产生萎靡颓废的心理,这时宽容则是脱离种种烦恼,减轻心理压力的有利法宝。

三、供养心灵:没有精神营养,生命就会慢慢枯萎

正气才是最好的药

中医认为:"正气内存,邪不可干",中医治病就是一个恢复正气的过程,古代的书籍中以自愈为治病的上法,扶阳气,补正气。

张仲景在《伤寒论》中记载了许多关于疾病自愈的条文,其相关文字表述有"愈""欲愈""必自愈""必愈""解""欲解""自止"等。

六经病各篇、霍乱病篇、阴阳易差后劳复篇均有此类条文若干条。这些条文虽然表述不同,但均表明伤寒病(外感病)到了某一特定的阶段,正气来复,出现了自动向愈的趋势,医者要审察病机,勿失其宜,要因势利导,促其阴阳自和,帮助患者恢复"阴平阳秘"的健康状态。

《黄帝内经》认为："正气存内，邪不可干""邪之所凑，其气必虚"。伤寒病为外来之邪损伤了人体的正气，正气被邪气郁遏，表现为正气不足的病理状态。人体正气集中体现在阳气的固密、阴液的濡润和胃气的充沛，因此，仲景在《伤寒论》中非常重视扶阳气、存津液和保胃气，认为此三者有助于正气来复、有助于疾病自愈。

一方面，强调阳气回复是其病自愈的征兆。如《伤寒论》第23条："太阳病，得之八九日，如疟状，发热恶寒，热多寒少，其人不呕，清便欲自可，一日二三度发，脉微缓者，为欲愈也"，太阳病脉象本为浮紧，今见脉微缓，是阳气伸张，邪退正复的征兆，再加上不呕（无少阳证）、清便欲自可（无阳明证）故为欲愈。

另一方面，胃气和津液的存亡是决定自愈与否的关键。如《伤寒论》第332条："伤寒始发热六日，厥反九日而利。凡厥利者当不能食，今反能食者，恐为除中，食以索饼，不发热者，知胃气尚在，必愈"。人以胃气、津血为本，有胃气、津液则生，无胃气、津液则死，所以仲景非常重视保胃气、存津液，并以胃气、津液的存亡来作为判断预后的重要指标。

人体在长期进化中形成的自愈功能是客观存在的，这是人体战胜疾病的内在动力，也是中医学治病养生的内在依据。辨证论治的出发点应是协助人体实现"阴平阳秘"，使"正气存内，邪不可干"。

人类自身有自愈的功能，从中医的角度看，通过中医的调理让人的身体能够自己痊愈，是中医治病的最高境界。也就是通过恢复"正气"这个方法，使身体得到恢复。

需要强调的是，气（正气）是维持生命体的一个基本量，也就是说，气足的人，更重要的是气顺畅，什么是顺畅，这个一两句说不清，大概意思就是符合贴切这个生命体所需，那么他自然容易健康，结实，反过来，气虚弱或不顺的人，容易生病，病了也不容易好。因为气就其功能而言，它的一个主要目的就是维持生命体。气足的人精神才好，形体才正，才谈得上好看。

从中医角度看，一个人生病了，就是这个运行机制，也就是气不正常了，不容易将机体恢复正常运行状态，比如某些方面太过或不足，导致机体不协调。这时候就可以对气进行干预，干预的方式有很多种，只要起到相同干预的目的就行。比如吃药，通过草药的药性让胆气降，如果针刺某穴位能起到一样降胆气的作用也可以。再比如风湿痛，可以用艾草熏，也可热艾草水泡脚，也可以针刺，也可以贴膏药，甚至脚部穿厚的鞋也能有作用，极少部分厉害的人还可以用自身意念引导气来治疗。所有的这些手段都是对气的干预。通过干预气来加速自愈过程。所以中医治病不是媒介（比如药物，针刺，热敷，等等）直接作用于病，而是通过某种媒介先作用于气，再由调整后的气来治疗病。如果能明白这点，对中医五花八门看似毫不相干的治病手段就能大致明白它们之间的内禀一致性。很多人去分析药草的成分，通过成分中有没有杀菌的化学元素来分析其治病功能完全是在干风牛马不相干的事。

　　对于西医来说，由于对气的运行机制和对人体的影响缺少认识，基本还只是在精上做文章，在缺少了气这一环节的情况下，西医只懂得直接对病灶治疗。比如直接开刀摘除或修补，病好了但是机体也可能受损了，或直接用抗生素杀菌，但也不是万能，比如病毒就没办法。

　　人体的正气，伤起来容易，补起来难，尤其是先天元气，伤了就伤了，年轻的时候还能后天补先天，到一定年纪，就只有消耗的，没有补的。

　　伤了的正气，并不是说补就补回来的，即使身上不舒服的症状已经减轻很多，但是你的身体并没有真正好起来。

　　人参、白术、黄芪、熟地这些补药，只是一时把你的气血提起来；泽泻、茯苓、三棱、莪术这些通药也是一时疏通你的身体。你身体的本源并没有发生改变。很多人反馈，吃了药见效，停过一阵又复发了，无他，不是你生活习惯有问题，就是你身体正气伤了，即使在服药后身体向好的情况下，药一停，没有了外力，伤了的正气根本就不足以支撑身体的运作，所以，过一阵又复发了。

　　我教大家凝神练气的功夫，是希望大家能恢复一些人体的正气。正气恢复才是强身健体最好的药。如果做不到，一定要控制自己的精神，不让自己的精神过分放纵,只要精神能收敛,也不至于伤精过甚。

总之,一个人身上的先天元气消耗得差不多了,各种病就出来了,想医治就难。请记住——药,救得了一时,救不了一世,即使是补药,靠着药力提着气血,终非长事。要想治根,还得凝神敛气,把自己放纵的心收回来,让自己静下来,才能慢慢恢复身上的正气。

不可忽视"精神营养"

国内外科学家都在探索健康长寿的秘诀,诸如注意饮食营养、加强体育锻炼、充分休息等,其实"精神营养最重要"。

人有智慧的大脑,其五官七窍都通于脑。所谓精神营养,就是通过大脑神经中枢自我控制,以保持健康的精神状态。这虽是看不见的,但对每个人的健康都是头等重要的。例如,人们心情舒畅时,清茶淡饭也感香甜,并使人健康长寿;心情抑郁悲愁时,山珍海味、名贵药品也治不好病。何谈长寿?

良好的环境能给人良好的精神状态,这也是精神营养。清新空气、花香鸟语……可使人精神愉快;难闻、有毒的气味,人们会自然的掩鼻、闭嘴、憋气。那些恐怖的、污秽的、悲伤的声音会损伤人的精神;美好的景物,艺术的欣赏,则促使人心旷神怡,这叫"美的享受"。

优美的话语和音乐,对增强健康十分有益,当紧张的脑力劳动后或体力疲劳时,听听音乐,会使人很快消除疲劳。美国医学家阿特拉斯经长期观察认为:音乐使人长寿,用音乐疗法可治疗忧郁型和狂躁型精神病。粗鲁的语言、噪声、靡靡之音等,能使人的情绪恶化,从而影响健康。比方,长期受超强噪声刺激,会引起心脏病、高血压和胃溃疡。总之,人们通过耳闻、目睹、鼻嗅等感官产生的精神作用及其影响是无法估量的。

祖国医学很早就主张从胎儿时期注意精神营养。二千年前,《列女传》载有:"目不视恶色,耳不听淫声,口不出傲言",这是古代关于胎教的记载。许多学者认为,胎儿在母体内发育期间,所受到的不仅是从母体中供给的营养、免疫、体液功能的物质支持,同时也接受从神经反射传递而来的信息影响。脑细胞的发展成长几乎贯穿整个妊娠期。它的分裂、分化、生长、成熟，依赖母体物质供应，它的功能要接受母体神经、信息的调节和训练。无数临床事实已说明，妊娠期母体的七情调节与保护，对后代的健康是必不可少的条件。因此，整个孕期，要保证孕妇精神愉快，这对胎儿性格陶冶是有好处的。

无数的事实证明，一种美好的信念和憧憬、精神的鼓励和支持，将会产生惊人毅力，去战胜难愈的疾病。然而，当有的人脑海中装的是邪恶自私和非正义的东西时，他就会因精神压力形成刺激。这种精神折磨极易损害健康，影响寿命。

精神是人体机能活动的表现。精神充足则身强，精神衰弱则体弱。《素问·上古天真论篇》曰："恬淡虚无，真气从之，精神内守，病安从来。是以志闲而少欲，心安而不惧，形劳而不倦"。这说明祖国医学对精神营养早有认识。情志的异常变化，伤及内脏，主要是影响内脏的机理，气血功能紊乱等。所以，喜、怒、忧、思、悲、恐、惊，这七情强烈而持久的情志刺激，将会变成精神致病的因素。故中国医学十分重视人的精神营养研究。

再多的物质也替代不了精神营养

没有物质，人类无法生存；而没有了精神，人类将会生活得很不快乐。所以社会和谐发展，一定是物质文明和精神文明的协调一致，少了哪一个，都不行。

一个社会如此，一个人也是如此。对于孩子来说，成长时期，他对精神营养的需求，可能远远大于他对物质的需求。然而，却有不少的家长总是用物质来代替精神，以为孩子吃饱穿暖了，以为把钱给孩子了，以为满足孩子的物质欲望了，孩子就应该没有任何问题。

然而，事实却并非如此。

一位小学校长曾经对记者说，有个学生在作文中竟然写道他想死去，校长把孩子叫来，问小小年纪为什么会有这样可怕的想法？孩子说，他觉得自己对任何人都不重要，爸爸、妈妈只忙着挣钱，几乎很少和他说话，能给他的，也就只是钱，感觉自己似乎成了一个多余的人，一个没有人关注，也没有人需要的人。校长和这个孩子的家长谈及这个问题，希望引起重视，希望家长能够参加孩子的家长会，但是那个家长依然以工作忙、没有时间、我把钱都给他了为由，几乎从不参加孩子的家长会，更没有时间和孩子交流沟通。

还有一个学生，在班上的学习很不错，一次考试，得了班上的第四名，班主任在总结的时候，表扬了前三名，同时表扬了学习进步的后几名同学，结果这位第四名同学就觉得老师故意和她过不去，故意让她难堪，因为她的成绩只和第三名差一分，因此对老师产生了深深的仇恨，她的父母说不通，让校长去做思想工作，校长无论如何也还是说不通。言谈中，校长感觉，那个孩子的心里充满的是真正的仇恨，而不是一时的不满，校长说，那种情绪，让人感到很可怕。

现在有些孩子，非常漠视生命，既漠视自己的生命，也漠视他人的生命，心理问题越来越严重，有为了抢到上网的钱，就杀害老师和他的女儿的；有因为老师觉得他家庭困难而关心他、照顾他，他反而感觉到老师是在让他难堪，让他感到丢人因而怒杀老师孩子以泄心中之恨的；有相约自杀却把责任怪罪到数学老师身上的，也有的干脆就是觉得精神孤独，直接了断生命的。凡此种种，不一而足。既让人心疼，也让人震惊。

这些问题的出现，根源还是孩子成长过程中精神营养的欠缺，只有物质的满足，却没有精神的滋养，会让他的成长变得很畸形。而农村，大量存在着这样的孩子，父母双双在外打工，长时间不和孩子沟通，父母为了生活，为了金钱，为了物质，似乎也是为了孩子的未来，却唯独忽略了孩子的现在，忽略了孩子的心灵，忽略了给孩子精神的营养。说老实话，物质的欠缺对身体造成的伤害或许还可以弥补，而精神营养的欠缺对一个人的伤害几乎是终生的。

那些为了孩子而辛苦的父母们，千万别忘了给孩子一些关怀、关爱，别只给物质营养，而不给精神滋润。

尽可能满足他人的精神营养需求

人的生长发育其实包括两个方面，一个是人的肉体发育；一个是人的精神发育。我们在小时候摄入食物主要是满足肉体发育的需要，到了一定年龄阶段我们要上学主要是满足精神发育的需要。一个人到了二十岁左右其发育基本成熟，但为了满足身体体能消耗还必须继续摄入食物营养，如果停止摄入营养，就会危及生命。这是一个大家都明白的道理。

精神的发育也是这样，中小学阶段乃至大学研究生阶段的学习，主要是满足精神发育过程中基础成长的需要，大学毕业了，并不是精神发育就结束了，并不是精神的营养就不需要了，它如肉体发展的需要一样，如果停止精神营养的输入，同样会精神枯竭，用不了多长时间学校阶段所学的东西就会被时间所遗弃，成为一个知识贫乏的人，内在素养低下的人，精神空虚的人，作为一个完整意义的人其实已经少了一半。

在日常生活中，人们往往重视满足肉体生长、发育、消耗营养的摄入与不断补充，而往往忽视精神生长、发育、消耗营养的摄入与补充，主要表现在学校时代为了工作、就业的要求重视学校学科知识的学习，而一旦毕业了，特别是工作后许多人则不重视精神营养的摄入，以至于不知不觉几年后，觉得自己思想境界、认识能力以及知识水平与比自己过去的同学朋友差下许多，这就是不能够及时补充精神营养的结果。就是在学生时代，也要注意课外知识的学习，人的精神发育也需要多种营养，如果"偏食"就如同身体发育一样，也会出现营养不良的症状。如果说身体发育不正常可以通过补充其他"维生素"调节的话，精神的不正常一旦养成是很难调节的。

满足人们精神发育要求的基本办法就是不断学习，虽然学习的方式是多种多样的，但读书是最基本的途径。

人类几千年的优秀文明成果大多用文字的方式，阐述出来，我们在读书中能够迅速地吸收其营养，就如同我们喝牛奶，能够迅速地补充身体钙质的需要一样，何乐而不为呢？其实世界许多国家的人都明白这个道理，但近些年来国人对阅读的漠视是令人担忧的。由中国出版科学研究所举办的一项名为"全国国民阅读调查"的结果显示，我国识字者当中，还是只有一半人有读书习惯。我国民众每年人均阅读图书仅有4.5本，远低于韩国的11本、法国的20本、日本的40本、以色列的64本。

国民不喜欢读书的原因是多方面的，笔者以为主要的是，中小学的时代的"寒窗苦"，使一部分人望"书"生畏。有许多人在中小学时代，为了考试学生们死记硬背，对书本从内心里产生了反感情绪，每到毕业的时候许多学生把学校时期学习的书本卖给拾破烂的，有的换了卫生纸，就是一种最好的说明。其次是受功利思想的影响，许多人把一切学习都与短期的、直接的、可见的利益联系在一切。

学习的目的不再是自身发展的需要以及提高自我修养的需要，而成为获取利益的手段途径，如果看不到读书学习能获取利益，他们就会弃之不顾。就是目前许多能够提升自己精神品味的艺术素养，也被人功利化，比如学音乐是为了考级，让孩子走艺术发展之路，学书法是为了考卷文字优美，评卷老师会给高分，学美术是为了让孩子当画家，将来每平尺多少多少钱等，而诗词其实也是艺术素养的一项重要内容，古代人们非常重视，但由于现在诗词不会带来实际的利益，是让自己的孩子去学呢？有几个人主动去学习呢？

第三娱乐方式的多元化也是影响读书的一个重要因素。现在我们在中国的许多地方，都可以看到"手机党"无所不在，都在低头玩手机。游戏、歌曲、电影、笑话已经深深地吸引了他们，哪里还会去认真地阅读厚厚的书本呢？一个整天低头玩手机的人，能提高文化素养与艺术品味吗？一个玩手机的民族能够玩出个世界强国吗？

有人说鸦片的输入影响了一代中国人的身心健康，那么手机游戏的输入是否同样会消磨一代中国人的英雄气呢？是值得深思的。

第四出版读物的层次低下，也成为影响人们阅读的兴趣。在全国许多书店，特别是一些中小城市的书店去看一看就会发现，书店里面大部分是考试辅导书，中学小学的学习辅导，五花八门的练习题以及公务员考试、研究生考试、司法考试等等，可以说成了考试书店。

要想买到一本自己想看的书真不是一件容易的事，有人说北京上海等大城市有，中国那么大多人，有几个人为了买书去大城市去呢？等等等等，有许多原因，有许多理由是我们把阅读看得可有可无，同样有许多原因和许多理由，是我们把对现实利益的追求与低层次的娱乐放到了最重要的位置。

总之，一个善于不断学习的人是一个有希望的人，一个善于学习的家庭是有希望的家庭，一个善于学习的民族是一个有希望的民族，当然反之也成立。

老人别忘及时补充"精神营养"

在今天的商品经济社会，很多人都瞪大眼睛，一会儿追这个，一会儿撵那个，但终究离不开两个字——名和利。因此，许多人一生都被名缰利锁捆得牢牢的，有的为此透支了健康，甚至有的为此过早地付出了生命。遗憾的是，他们都忘记了这些都不过是身外之物，生不带来，死不带去。19世纪德国大哲学家叔本华有句话说得特别好，他说，人类现在最容易犯的错误是什么？就是拿自己的健康去换取身外之物。这话说得一针见血。

现代人很重视生活质量，尽量吃好、喝好，但却忘记了精神上的营养。那么，什么是精神上的营养呢？著名指挥家、钢琴家滕矢初在哈尔滨理工大学演讲时说，我觉得音乐教育对于每个人来说，不管是学理科的还是学文科的，都具有陶冶内心的重要作用。滕先生这里说的音乐教育，即是精神营养的一种。我认为，音乐、文学、艺术、美术、影视、戏剧等一切关于真、善、美的教育，都是精神营养。如在闲暇的时候读一读古往今来的名篇佳作，经常欣赏一些高雅的影视、戏剧作品，多听听优美的音乐，深入了解一下音乐产生的背景，在纷繁的信息时代里进行一些精神上的保养，不妨从中国本身的文化里先汲取营养。

许多离退休老同志都喜欢到公园里去聊天，但他们"谈论的都是下一代""担心的都是社会风气败坏""发的牢骚全是痛恨腐败"。牢骚满腹，意见多多，尽是不开心的事。所以，我就觉得，每个人都要可怜可怜自己的精神，给自己每天哪怕是30分钟的时间，好好地静下心来，听一听音乐，欣赏欣赏美术、雕塑、建筑、书法，读一读悠闲的诗歌、散文……在这种安静、舒适的心态里去寻找一种意境，在这种意境里使自己身心得到平衡，精神得到保养。如此持之以恒，我们就会远离忧虑，远离烦恼，我们的精神世界就会永远充满阳光。

我一向主张，老年人在晚年的生活中，应时刻保持平静的心态，多参加些平淡的活动，多做些悠闲的锻炼，在音乐中忘却纷争，在读书中抚摸人生，多一些轻松愉快，少一些忧愁烦恼，天天做一些精神保养，你就能颐养天年，你就能健康长寿。

孩子需要更多的"精神营养"

在眼花缭乱的物质需求背后，是时候该给孩子添一些精神养料。优厚的生活环境并不能长久跟随孩子，培养他们优秀的品格，出色的能力，卓绝的精神，才是谁也拿不走的财富。

清代林则徐曾留下家训："儿孙若如我，要钱做什么？儿孙不如我，要钱做什么？"在熙熙攘攘的劳碌中，我们要把什么留给孩子？1845年，28岁的梭罗撇开金钱和名誉的羁绊，来到瓦尔登湖，在湖畔建起一座小木屋，自耕自食，过起了隐居的生活。瓦尔登湖让梭罗远离了世俗，告别了虚伪和险恶，找到至高的精神意趣。无欲则刚，能舍才可得，古往今来，概莫能外。

我过生日，儿子思忖着送什么礼物，曾经收到他的手工制品，用零钱买的项链和鲜花。"今年什么都不要，你就写一篇作文吧，把最想对妈妈说的话写下来。"说实话，我是在诗意中期待与一种温暖的文字相逢，上小学四年级的孩子，应该有一定的语言表达基础和生活感悟力了。晚上9点多，看到儿子写的作文，我愣住了。在儿子眼中，我的节省竟成了"吝啬"，我们对价值的认知有了分歧？还是我不知花钱可以买来享受？对欲望不加节制，对自己不能苛刻，对吃苦不堪忍受，认为一切所得理所应当，这就是我爱着的孩子。

欲言国之老少，请先言人之老少。梁启超心目中有一少年中国，"故今日之责任，不在他人，而全在我少年。少年智则国智，少年富则国富，少年强则国强。"纵观"未来"，就在你我身边，他们的世界前途似海，来日方长。窃以为，少年欲美哉，壮哉，必须先从生活的一点一滴中学习勤劳，节俭；从缤纷诱惑中择善，知止；从被爱中体会同情，感恩，知其爱并能够回报爱。

同事的朋友来坐，感慨忙到分身无术。说等攒够了给儿子买房和装潢的钱，就歇一歇。同事显然对他赤裸裸的"护犊之心"不屑，"管他这么多干什么？你儿若有本事，去了大城市发展，哪里会看得上此地房产？他若自身无力，你即便为他挣了金山银山，也会有耗尽的一天。"

的确，我也从未有意为儿子今后储备什么。自己结婚十年，靠俭省外加贷款才改善了居住条件，装潢完毕，已是倾尽所有。母亲直嘀咕："你们把这么多钱都砸给一堆砖，要是来一场地震，不就身无分文了？"老公安慰她，"那不怕，房子没了，人肯定也没了，人没了还要房何用？"母亲顿时急了，"不能啊，拼死也要保孩子安全，只是那时候就什么也不能留给他了。"

第四章

中医养生治病方法三——身心灵调和法

一、调和身体：要想寿命长，全靠调阴阳

健康人生的"小三通"

"小三通"是将自我的身体疏通，将心理连通，将心灵拉通。"小三通"解决的是个人的问题，而"大三通"是指人与自己、人与他人、人与环境的息息相通。"小三通"解决问题的图示如下：

一通→身体→瘀积堵→打通→供排调→追求健康；
二通→心理→情欲堵→打通→转降喜→追求快乐；
三通→心灵→疆界堵→打通→破连断→追求自由。

从图示逻辑中我们能清楚知道，"小三通"是指身心灵通。我们的身体痛苦是因为瘀积堵造成，解决的方法是疏通，具体疏通的技巧是供排调，最终目的是追求身体健康；我们的心理痛苦是因为情欲堵而造成，解决的方法是联通，具体的技巧是停转喜，其目的是追求快乐；我们的心灵痛苦是因为疆界堵塞造成，解决的方法是拉通，具体技巧是破连断，最终目的是追求自由。

中医气机失调六种表现

气失常一：气虚

概念：指元气耗损，周身之气不足及功能减弱，脏腑功能衰退，抗病能力下降的病理状态。

形成：多由先天禀赋不足，或后天失养。或肺脾肾功能失调，气生成不足。或劳倦内伤。或久病不复等所致。

表现：全身性气虚，可见精神委顿、倦怠乏力、眩晕、自汗、易于感冒、面色白、舌淡、脉虚等症。偏于元气虚，则可见生长发育迟缓，生殖功能低下等症。偏于宗气虚，则可见动则心悸，呼吸气短等症。

气失常二：气逆

概念：指气机升降失常，或气升之太过，或降之不及，脏腑之气逆上的病理状态。

形成：多由情志内伤，或饮食寒温不适，或因外邪侵犯，或因痰浊壅阻等引发脏腑之气上逆所致。亦有因气虚而上逆者。

表现：气逆常见于肺、胃和肝等脏腑。在肺，则肺失肃降，肺气上逆，发为咳逆，气喘；在胃，则胃失和降，胃气上逆，发为恶心、呕吐，呃逆，嗳气；在肝，则肝气上逆，发为头痛而胀，面红目赤而易怒；若肝气暴张，肝气上逆，血随气逆，则可发作咯血、吐血，甚则壅遏清窍而发作昏厥。因虚而气逆者，如肺虚而失肃降，或肾虚而不纳气，均可致肺气上逆；胃虚失降亦可导致胃气上逆。

气失常三：气滞

概念：即气机郁滞，指气的流通不畅，郁滞不通的病理状态。

形成：多由情志内郁；或痰、湿、食积、瘀血等阻遏气机。或外邪内犯，抑遏气机，或因脏腑功能障碍而气机郁滞，或因气虚运行无力而郁滞等所致。

表现：气滞于某一局部，可见胀满、疼痛之症，甚则可引起血瘀、水停，形成瘀血、痰饮等病理产物。气滞亦可使某些脏腑功能失调或障碍，如肺气壅滞，可见胸闷，喘咳；肝郁气滞，可见胁肋胀满，少腹胀痛；脾胃气滞，可见纳呆，脘腹胀痛；胃肠气滞，则可见腹胀而痛，时作时止，得矢气、嗳气而舒。故脏腑气滞，以肺、肝、脾胃等脏为多见。

气失常四：气陷

概念：指在气虚病变基础上发生的，以气的上升不足或下降太过，气的升举无力而下陷为特征的病理状态。

形成：多由气虚病变发展而来，尤与脾气虚关系最为密切。若素体虚弱，或病久耗伤，以致脾气虚损，清阳不升，或中气下陷所致。

表现：主要表现为"上气不足"与"中气下陷"两方面。上气不足，指脾气虚损，升清无力，水谷精微不能上输头目，头目失养，则可见头晕眼花，耳鸣，疲倦乏力等症。中气下陷，则指脾气虚损，升举无力，气机趋下，降多升少，脏腑组织维系无力，位置下移，可形成胃下垂、肾下垂、子宫脱垂、脱肛等病证。脾气虚陷，运化失职，清浊升降失调，则可并见腹胀满重坠，便意频频等症。

气失常五：气脱

概念：即气不内守，大量向外亡失，以致机能突然衰竭的病理状态。

形成：多由正不敌邪，或久病消耗而衰竭，以致气不内守而脱失；或大出血、大汗出等气随血脱或气随津泄等所致。

表现：可见面色苍白，汗出不止，目闭口开，全身瘫软，手撒，二便失禁，脉微欲绝或虚大无根等症。

气失常六：气闭

概念：指气机闭阻，外出严重障碍，以致清窍闭塞，出现昏厥等的病理状态。

形成：多由情志刺激，或外邪、痰浊等闭塞气道，使气不得外出，以致清窍被蒙所致。

表现：临床所见有闭厥、气厥、痛厥、痰厥等分别。其发病急骤，以突然昏厥、不省人事为特点，并伴有其他相应症状。

女人气血失调的几大症状

女性气血不足很容易导致身体素质下滑，而且容颜失色，不过所幸的是，气血不足也会有很多症状，我们可以根据这些症状来判断，并针对性的采取措施。

皮肤

主要看光泽、弹性和皱纹。皮肤与肺的关系密切，皮肤白里透着粉红，有光泽、弹性、无皱纹、无斑，代表肺的气血充足。反之，皮肤粗糙、没光泽、发暗、发黄、发白、发青、发红、长斑都代表身体状况不佳、气血不足。

此外，面色也是气血的"晴雨表"。面色苍白代表肾气不足，面色萎黄是肝气不足。

耳朵

耳朵是人体的缩影，几乎所有脏器的变化都能从耳朵上表现出来，其中关系最密切的就是肾。"耳朵大有福"，耳朵厚大的人，是肾气充足的表现。耳朵薄而小的人，多为肾气亏虚。耳朵较大，柔软，肉多骨少，耳垂饱满，表明先天营养状况很好；耳朵偏小，僵硬，肉少骨多，耳垂薄，代表体质先天不足。

手

手的温度是人体气血的直接表现。气血充足手是温暖的，手心偏热、出汗或冰冷都是气血不足。指腹扁平、薄弱或指尖细气血不足，而指腹饱满，肉多有弹性，则气血充足。此外，人的手指甲上都有个半月形的"小月亮"，正常情况下，除了小指应都有半月形。

如果手指上没有半月形或只有大拇指上有半月形，说明人体内寒气重、气血不足。

眼睛

眼睛清澈明亮、神采奕奕，气血充足。眼白颜色混浊、发黄，是肝脏气血不足。如果眼白有血丝，多为肺部和大肠有热，眼袋很大则说明脾虚，眼睛干涩、眼皮沉重，也代表气血不足，如果两目呆滞，晦暗无光，是气血衰竭的表现。

头发

头发与肝、肾有密切的关系。肝血充足，头发就能有充足的供血；头发变白是肝血肾气衰落的表现。如果头发大量脱落，就要警惕气血的问题。头发油腻，脾肺不和。肝血不足，头发长得慢，易干枯。

牙齿

牙齿与肾的关系最为密切，如成人牙齿稀疏、牙齿松动、齿根外露等问题，多为肾气亏乏。牙龈与胃肠相关，牙龈萎缩代表气血不足，当你发现牙齿的缝隙变大了，越来越容易塞牙，就要留意身体的状况。

睡眠

气血充足的话一般睡眠的表现为：入睡快、睡眠沉，呼吸均匀，一觉睡到自然醒。而气血失调则表现为：入睡困难，易惊易醒、夜尿多，呼吸深重或打呼噜的人，都有气血亏虚的表现。此外，爱睡觉也是气血虚的表现。

中医调整阴阳的基本原则

"阴阳自和，病必自愈。"平衡法是中医治病的基本原则，所谓平衡，就是抑盛补弱，把强的抑制下去，把弱小的扶植起来，就是恢复身心灵和谐。中医治病以平为期。

中医治病从病的性质上来说，首先就是调阴阳。所谓调整阴阳，是针对机体阴阳偏盛偏衰的变化，采取损其有余，补其不足的原则，使阴阳恢复于相对的平衡状态。从根本上讲，人体患病是阴阳间协调平衡遭到破坏，出现了偏盛偏衰的结果；故调整阴阳，"以平为期"是中医治疗疾病的根本法则。

临床应用包括损其有余和补其不足两个方面。

一是损其有余：损其有余，又称损其偏盛，是指阴或阳的一方偏盛有余的病证，应当用"实则泻之"的方法来治疗。

抑其阳盛："阳盛则热"所致的实热证，应用清泻阳热，"治热以寒"的法则治疗。

损其阴盛：对"阴盛则寒"所致的实寒证，应当温散阴寒，"治寒以热"，用"寒者热之"的法则治疗。

由于阴阳是互根的，"阴胜则阳病""阳胜则阴病"。在阴阳偏盛的病变中，如其相对一方有偏衰时，则当兼顾其不足，配以扶阳或滋阴之法。

二是补其不足：补其不足，是指对于阴阳偏衰的病证，采用"虚则补之"的方法予以治疗的原则。病有阴虚、阳虚、阴阳两虚之分，其治则有滋阴、补阳、阴阳双补之别。

阳病治阴，阴病治阳：阳病治阴适于阴虚之证，阴病治阳适用于阳虚之候。"阴虚则热"所出现的虚热证，采用"阳病治阴"的原则，滋阴以制阳亢。"阳虚则寒"所出现的虚寒证，采用"阴病治阳"的原则，阴虚者补阴，阳虚者补阳，以平为期。

阳中求阴，阴中求阳：根据阴阳互根的理论，临床上治疗阴虚证时，在滋阴剂中适当佐以补阳药，即所谓"阳中求阴"。治疗阳虚证时，在助阳剂中，适当佐以滋阴药，即谓"阴中求阳"。因阳得阴助而生化无穷，阴得阳升而泉源不竭。故临床上治疗血虚证时，在补血剂中常佐以补气药；治疗气虚证时，在补气剂中也常佐以补血药。

阴阳双补：由于阴阳是互根的，所以阴虚可累及阳，阳虚可累及阴，从而出现阴阳两虚的病证，治疗时当阴阳双补。由于阴阳是辨证的总纲，疾病的各种病理变化都可用阴阳失调加以概括。因此从广义来讲，解表攻里、升清降浊、补虚泻实、调理气血等治疗方法，都属于调整阴阳的范围。

中医治病就是在保护、启动病人自我修复的功能，相反相激，调动机体自身对抗外邪的力量。所以用附子剂的过程中，会出现很多毛病，很多不舒服，或吐或泻，那都是人的元气逐渐恢复，可以和体内的敌人，干一仗，正邪相争，这不是坏现象。病人吃了这药后十分难受，经常给我打电话，有时一天打十几个电话，凡是有我弟子的地方他们就负责解释了，有的地方就写成很简要的资料，来一个病人以后就发一份，看了之后心中有数，就不会发慌。

怎样调节阴阳平衡？

养生的宗旨最重要的就是维护生命的阴阳平衡，阴阳平衡是生命的根本，阴阳要是平衡，那人体就能够健康，如果阴阳失衡，那么就会患病，就会早衰，甚至于死亡。

那我们怎样维持生命阴阳平衡呢？我们知道人的生命储备是有限的，任何一个产品，包括生命，包括一个人，能量的储备都是有限的。那么我们要合理的安排，我们的生命好比是燃烧着的一根蜡烛，燃烧得越旺，熄灭得越早。所以，我们生命养生，维护生命阴阳平衡要注意节能养生这个问题。节能养生包括静养生、慢养生和低温养生。我们节能养生的目的是为了保护阳气和阴气，避免不必要的损耗，从而维护生命的阴阳平衡。

另外，生命储备是维持阴阳平衡的基础，生命储备一个是饮食，一个是睡眠，一个是性，这三大本能是增加生命储备的三大要素，是维持身体阴阳平衡的主要环节。首先我们看食养生，食养生就是对生命的营养，食养生就是说首先我们要通过补和泄，一补一泄来维持生命的阴阳平衡。除了饮食之外，就是睡眠，睡眠养生对生命的充电，我们睡眠的目的也是通过调整阴阳平衡，而达到生命涵养的储备，那么我们提倡要睡子午觉。第三，就是性养生，性养生是对生命的协调，性养生的重大意义在于协调人体的阴阳平衡，阴阳平衡得好，衰老就能够减缓，寿命就会延长。

所以，慢养生、静养生、低温养生，是生命的节能养生；食养生、眠养生、性养生是生命的储备养生。互相结合，互相配合，对维护人体的阴精和阳气的平衡，维护生命的阴阳平衡具有非常重要的意义，把这些生命的阴阳平衡好，那我们就能够健康一生。

万病只有一个原因：阴阳不调

阴阳只要一调，疾病立刻就消。抓住了事物的阴阳，也就抓住了事物的根本。

天有阴阳，于是就有了白天和黑夜之分；人有阴阳，于是就有了男人和女人之分；山有阴阳，于是就有了阴山与阳山之分。

阳的能量，它具有这样的特征：温热、明亮、干燥、兴奋、亢进，一般来说，上面的、外面的、左边的、南方的、天空的、白昼的、春夏的、运动的等等，都具有阳的特性。

阴的能量，它具有这样的特征：寒凉、晦暗、湿润、抑制、衰退，一般来说，下面的、内部的、右边的、北方的、大地的、黑夜的、秋冬的、静止的等，都具有阴的特性。

著名医师罗大伦说，生命是一种内稳定状态，这种稳定取决于阴阳的平衡，阴阳就像天平上那两个砝码，一左一右，只有它们重量相当，天平才稳定。一旦阴阳失调，天平向一方倾斜，平衡被打破了，人就会生病。所以，人要获得长期的健康，就必须时刻保持阴阳的平衡。养生养的是什么？养的就是阴阳，只有阴阳调和，我们才能过上不生病的生活。

世界上的万事万物，归根结底，可以分为两类：一为阴，一为阳。阴阳是两种相互对立的能量，它们一正一负，一左一右，一上一下，一前一后，相互制约，彼此依存。正因为阴阳彼此对立，相互依存，所以才有了天地、日月和男女。

人体虽然复杂，但说到底，只存在两种能量：一是阴，一是阳。这两种能量不断变化，便有了人的生、老、病、死。

《黄帝内经》中说："阴阳者，天地之道也，万物之纲纪，变化之父母，生杀之本始，神明之府也，治病必求于本。"一部《黄帝内经》，洋洋十几万言，其实说的就是阴阳。

人的一生离不开生、老、病、死。生是什么？生就是阴与阳这两种能量在身体内聚合，获得了暂时的统一。老是什么？老是阴阳在体内不断变化、衰减。病是什么？病是阴阳这两种能量在身体内出现了失调。死是什么？死是阴阳这个统一体的瓦解。

生命是什么？生命就是阴阳这两种相互矛盾的能量所构成的一个平衡体，在这个平衡体中，正极为阳，负极为阴，阴阳平衡才有了人，《黄帝内经》说"生之本，本于阴阳"。人生天地间，天在上为阳，地在下为阴，人在中间追求的则是阴阳平衡。所以，生命是一种不上不下、阴阳平衡的状态，如果这种平衡状态被彻底打破了，生命也就结束了。生命结束之后是个什么状态呢？就是阴阳分离了。在八宝山火葬场人们就能看到阴阳分离这种现象，阳的能量化成几缕青烟飘向天空，阴的能量化为骨灰被埋在了地下，一个头顶蓝天脚踩黄土的人就这样从天地间消失了。

人身上的疾病有成千上万种，有的有名称，有的没有名称；有的是常见病，还有的是疑难杂症。不管疾病有多少种，有多么难治，它们的病理只有一个，那就是阴阳失调。人体的阴阳是相对平衡的，如果阴盛，阳气就会受损；如果阳盛，阴液就会受损，所以，《黄帝内经》说"阴胜则阳病，阳胜则阴病"。

阴阳蕴藏在身体的每一个部分，肾有肾阴肾阳，肝有肝阴肝阳，心有心阴心阳，脾有脾阴脾阳，胃有胃阴胃阳，肺有肺阴肺阳……身体每一个部分的阴阳都必须保持平衡，一旦某一个部位的阴阳失调了，那个部位就会出现疾病。

肝上的阴阳必须平衡，如果肝阴不足，肝之阳气就会急剧上升，这时人就会面红耳赤、头胀头痛、急躁易怒，中医称之为肝阳上亢，西医用血压计一量，很可能发现血压变高了。

肺、胃、肾的阴阳也必须平衡，如果肺、胃、肾的阳气偏盛，阴液不足，那么，人就会多饮、多食、多尿，患上消渴。消渴又名三消。三消是怎么回事呢？让我们来看一看。阳气是人体内的火，阴液是人体内的水。阳气偏盛，身体内的火大了，水就容易被烧干。肺上的火大了，唾液、汗液、泪液和血液就容易被蒸发，这时人就会口干口渴，要不断地喝水，中医称之为上消；胃上的火大了，胃的功能始终处于亢奋的状态，吃进去的食物很快就会被消化掉，这时人就会吃得多、饿得快，中医称之为中消；肾上的火大了，肾燥精亏，肾就控制不住水，肾不摄水人的尿液就多，总想小便，中医称之为下消。中医的三消，在西医化验检查的结果往往就是糖尿病。同样，体内阳气不足，阴液就会过剩，这时，整个人体就像是一个火力微弱的炉子，没有办法将锅里的水蒸腾起来，由于水汽不能上升，所以这个人会感到口干口渴，总是不停地喝水；同理，火力不足，水汽无法蒸腾，喝进去的水就会直驱而下，这就是为什么一些人会觉得喝进去的水，怎么没多久就出来了，这在中医来看是阳虚型的消渴，若经西医检查，往往也是糖尿病。

心脏的阴阳必须平衡，如果心脏的心阳不足，人体就如同失去阳光的普照一样，陷入一片阴霾的笼罩中，变得浑身发冷、精神不振。这时，水汽便会泛滥，出现水肿，结果，心脏的功能必然会受影响，甚至出现心源性水肿，西医一检查，发现这已经是心脏病甚至是心衰了。同样，如果心阴不足，那就如同一个液压机里，赖以传动压力的润滑油不足了，润滑油不足，机器就会出现空转的情况，就会动力不足；同样的道理，心阴不足，人体就会出现心悸气短、神疲力乏、失眠健忘等问题，西医一检查，结果往往是心律不齐，心脏病又来了。

总之，大到心脏病、高血压，小到感冒发热，一切疾病皆源于阴阳失衡。阳高寿短，阴重则病，阴阳失调，百病始生。为什么一些人三天两头会感觉不舒服，不是头痛，就是胸闷气短，就是因为身体内的阴阳失调了，这就像一个地区的生态平衡被打破了一样，不是干旱，就是洪涝。如何才能避免这些灾害呢？国家的办法是封山育林，让生态重新恢复平衡。生态一旦平衡，大地就会风调雨顺。那么，我们的身体如何才能风调雨顺呢？办法也只有一个，就是让身体的阴阳达到平衡。一个阴阳平衡的人，他精力充沛、面色红润、无病无灾，即使偶有病毒来袭，他体内的正气也能很快将病毒赶走。所以，只有阴阳平衡的人，才能健康长寿。

阴阳平衡是生命活力的根本。阴阳平衡则人健康、有神；阴阳失衡人就会患病、早衰，甚则死亡。所以养生的宗旨是维系生命的阴阳平衡。阴阳平衡就是阴阳双方的消长转化保持协调，既不过分也不偏衰，呈现着一种协调的状态。

生命阴阳平衡的含义是脏腑平衡、寒热平衡及气血平衡。其总原则是阴阳协调，实质是阳气与阴精（精、血、津、液）的平衡，也就是人体各种功能与物质的协调。

如果阴阳能够平衡，那么人的气血充足，精力充沛，五脏安康，人的气色就会非常好。

一是阳虚养阳在南方。

如果阳气不足，不要忘记采吸阳气。阳气不足多为阳虚，阳虚就是人体的某一个脏器功能偏衰、减退。具体表现出产热不足，手脚发凉，少气、乏力、疲倦，脉搏很弱。阳虚的人适宜选择面南的屋。

阳虚就要采阳，晴天的时候，到南方、到东方、到向光的地方，让阳气充分地营养身体。早上日出的时候，面向东方做深呼吸，阳气可以从鼻孔，还有从人体的各个皮肤腠理、毛孔进入人体。中午11点～1点这个时候，可睡觉养阳，静卧或静坐15～30分钟，最好能够半躺或者平躺下去。因为按照中医的理论，肝脏管人体的疲劳及血液分配，如果中午的时候能够平躺一下，哪怕是15分钟，对人的肝脏保护有很大作用。肝脏保护好了，血液分配得很好，能够保证大脑的供血，那下午的精力一定会很好。如果住在高楼，可以将面向南方的窗户打开，让阳气进到屋里，进到人的身体。

二是阴虚养阴在北方。

阴和阳同样重要，因为阴阳是互相的，阴是阳的基础，无阴则阳无以化，阳就没有办法气化，没有阳，阴就没有动力。阴虚的情况很多是久病伤阴，或者是劳累过度，或者是肝气不舒引起的化火伤阴。阴虚的人，可选择面向北的屋子。阴气不足的人，养生可以在夜晚的时候，吃过晚饭，面对着月光，在户外散步，这个养阴效果非常好。还有在低洼的地方，因为高的地方阳气重，低的地方阴气浓，在低的地方散步可以采吸很多阴气，如：海边、山林、河畔、湖边等地方。可以说，维护了阴阳的平衡，生命就会健康长寿。

中医养生，教你如何维持体内阴阳平衡

华佗在《中藏经》中提到，人体就像自然界一样，无论体内阴气过盛还是阳气过盛，都会导致疾病产生。要想获得健康，阴阳调和是非常重要的。这就要求我们在养生时应该把人体的阴阳调和作为一个重要的养生法则，只有这样，我们才能够强身健体，预防百病。

那么，我们该如何维持身体的阴阳平衡呢？

我们都知道人的生命储备是有限的，人的生命就好比是一根燃烧着的蜡烛，燃烧得越旺，熄灭得越早，所以，维持生命阴阳平衡就要注意节能养生。节能养生的目的是为了保护阳气和阴气，避免不必要的损耗，从而维持生命的阴阳平衡，它主要包括静养生、慢养生和低温养生三个方面。

一是静养生。

静养生是对生命的轻抚。静养生的重大意义是什么？静养生能够降低阳气和阴精的损耗，从而维持生命的阴阳平衡，延缓早衰，延长寿命。静养首先要先心静，因为只有心先静下来。生命才能静下来。心静下来，呼吸、心跳等都能够减慢，血压才能够降低。我们知道"心静自然凉"，心静下来以后，人体的生理代谢、阳气和阴精才能得到更好的保护。

二是慢养生。

慢养生是节能养生的一个非常重要的绝招。慢养生的重大意义是什么？有资料记载，古代的人一呼一吸所用时间为6.4秒，但是现在的人用时为3.3秒，或3.33秒，比古人快了一倍。可见，随着人类生活节奏的加快，呼吸的频率也越来越快。生命的长短与呼吸频率成反比，呼吸频率越慢，寿命越长，呼吸频率越快，寿命越短。那么，怎样做到慢养生呢？

首先，我们要做到心慢，心慢下来，呼吸心跳才能慢下来，这样才能减少阳气和阴精的损耗。说一下上班族，上班的时候我们很紧张，因为我们知道社会竞争激烈，我们不能慢。但是下班以后，我们就应该转入慢节奏，可以慢慢地做家务，慢慢地洗澡，慢慢地带孩子，跟上班的时候应该有不同的节奏，先快后慢。总的原则是，生活应有快有慢、有紧有松、有忙有闲。

三是低温养生。

低温养生是生命的涵藏。低温养生的重大含义是什么？中医经典巨著《黄帝内经》就指出，"高者其气寿，下者其气夭"，就是说在高山上的人寿命都比较长，为什么？因为高山上的温度比较低，这就引出了低温养生这个问题。低温养生可以降低代谢，降低代谢的速度，降低阳气和阴精的损耗。那么，我们怎样做到低温养生呢？在冬天，室温不能过高，暖气不要开得太大，这不利于低温养生。另外，我们要多接地气，多吸阴气，多饮地下水、井水、矿泉水。同时，低温养生还要多吃水生食物，比如说水稻；越冬食物，比如冬小麦、大白菜；冬生水果，比如冬梨、苹果、冬瓜、冬枣等。

总体来说，静养生、慢养生、低温养生互为因果关系，是生命节能的三大重要法宝。节能养生对维持生命的阴阳平衡起着非常重要的作用，因为它保护阴精和阳气不被损耗。

另外，生命储备是维持阴阳平衡的基础，它包括三个方面：一个是饮食，一个是睡眠，一个是房事。这三个方面是增加生命储备的三大要素，是维持身体阴阳平衡的主要环节。

首先，我们看饮食养生。饮食养生就是说首先我们要通过补和泻来维持生命的阴阳平衡。其次就是睡眠。睡眠养生是对生命的充电，通过休息，以达到生命能量的储备，所以我们提倡睡子午觉。最后，是房事养生。房事养生是对生命的协调，它的重大意义在于协调人体的阴阳平衡，阴阳平衡，衰老就能够减缓，寿命就会延长。

所以，慢养生、静养生、低温养生是生命的节能养生，食养生、眠养生、性养生是生命的储备养生。它们互相结合、互相配合，对维持人体的阴精和阳气的平衡、维持生命的阴阳平衡具有非常重要的意义。

阴阳平衡后需达到的状态是和

人与自然——是天人合一；

人与人之间——是人我合一；

人与自己——是形神合一。

和——阴阳平衡达到后的状态。"天合、地合、人合"，与孟子所言的"天时、地利、人和"基本相同，而"己合"，则是他独创的名词，是"四合"的核心。

"己合"，简单地说就是自己与自己相合。它包括三个"平衡"，首先是心理平衡，即在顺境和逆境中，都要保持良好的心态。第二个"平衡"是生理平衡。这里涉及"四会"：一会吃饭，过去的病是饿出来的，现在的病却是吃出来的；二会睡觉，如今好多人睡觉质量不高，睡不踏实，补觉又不管用；三会动、静，要动静相宜，动静有度；四会正心，想正心，就要学会静心。伦理平衡是第三个"平衡"，就是要修身，要淡泊名利。

人生中，能做到"四合"，就能比较大的实现自己的社会价值。

阴阳和合，乃生万物。

社会组织和企业的存在发展有其规律和要诀，万物生长皆有其道。领会了这些最基本、最朴素的万物之道，对于企业经营乃至处世之道，都有着深刻的启发。

老子说："万物负阴而抱阳，冲气以为和"，意思是万物抱负阴阳二元，以气使之相互激荡，达到和谐存在的状态。天地万物的生存发展，都遵循着阴阳相合的原理。阴阳和合，乃生万物。

"一阴一阳之谓道"。在中国文化里面，"阴""阳"并不特指某种事物，而是指两种相反相成的属性，或者是具备这两种属性的所有事物。这种关系，与马克思主义哲学中的矛盾论最为吻合，用哲学的语言来说，"阴""阳"就是代表有对立统一关系的矛盾双方，比如上下、黑白、天地、水火、雌雄。万物生长，总是会蕴含这种对立统一的关系，正所谓"阴阳和合，万物乃生"。

一幅太极图，最能代表中国文化中的"阴阳"观念。图中"阴"与"阳"相互交汇，相互包含，呈现一种相互转化的旋转动态，而"阴阳"之中，又包含有对方，"阴"中有"阳"，"阳"中有"阴"。万物生长的过程中，"阴"与"阳"所代表的意义，没有高下贵贱的分别，也不带有我们普通人心中的善恶褒贬的色彩，它们都是万物生长的基本要素。

我们看到，地球的表面是由70%的水和30%的陆地组成的，水是地球的"阴"，陆地是地球的"阳"。我们的人体也是由70%的水和30%的固态物质组成的，这是我们身体的"阴阳"。

那么，企业里有没有"阴阳"？企业的"阴阳"又是什么？回答是肯定的，因为"阴阳和合，万物乃生"。企业生存的手段，包括产品、管理、财务、竞争等外在形式，是代表企业"阳"的一面，而企业的价值观和核心理念等内在品质，则是代表企业"阴"的一面。企业不能仅仅靠表面那"阳"的一面来维护发展，也必须有价值理念（文化）等内在的"阴"的一面来支撑。我们的价值观和理念，决定了企业将提供何种品质的产品与服务，同时，这些产品和服务业反过来影响和加强我们的价值观和理念。

从生物学的角度来看万物生长繁衍，都存在遗传和变异。遗传是为了维护物种的属性，把好的基因传递给后代；变异是为了适应环境，为了自己的后代能更好地生存。如果只有遗传没有变异，则物种得不到发展，无法面对自然环境的变化，不利于长久地繁衍生存。如果只有变异没有遗传，物种不能稳定，很快就演变成了其他物种，也是物种另一种形式的灭绝。

这种生物学中的遗传与变异关系，与太极图的阴阳关系也十分契合，对我们企业的启发也很显然。企业需要长久地生存下去，甚至能一代一代地传承下去，也必然要有遗传，要有变异。遗传就是坚持，变异就是创新。哪些适合遗传？哪些应该创新？并没有一个绝对的答案，而是一个相对的选择。

为了企业能长期生存和发展，保持大致不变的应该就是企业"阴"的一面，也就是价值观与理念要有一个良好的传承，而必须创新的就应该是企业"阳"的一面，也就是技术、产品、管理、财务、竞争等一切关于商业的东西都要有创新。

一阴一阳和合为道，阴阳和合万物生长。纯阳不生，纯阴不长。阳从子位起顺时针转动，阴从亥位起逆时针倒转。

按节气来说，冬至一阳生，从冬至白天开始转成，冬至当日回转。立春二阳生，春打六九头，打春时日，北阴冰消。立夏三阳生，立夏遍地生火。夏至一阴生，夏至白天开始变短。冬至白天开始变长，夏至白天开始变短。立秋二阴生，早上立了秋，夜间凉飕飕。有一句农言："立秋不带耙，必定误了来年夏庄稼。立秋后，还有一伏热死老牛。立冬三阴生，立冬不发芽，小雪见冰花"。

按方位而说，子午卯酉四方位。子属水在北方，属于阴极称为北冰洋。午属火在南方，属于阳极，叫南极洲。卯属木在东——属阳，也就是阴阳平衡。偏阳，就是阴阳交界时，阳偏上。酉属金在西方，属阴。偏阴，也就是阴阳平衡交界时，阴偏上。

万物循环是宇宙大道。物极必反，阴极生阳，阳极生阴。冬至节，冬去春来，阴极生阳，夏至节，暑去寒来，好像打竹板上下翻，这是阴阳转变之理。

按病理上来说，有寒火互转之说。寒极化火，化炎症。火极生风，生感冒。百病火里生，无火不生风，治风先治血，血行风自灭。所以说，治风先活血，血活行，风自然而灭。这是阴阳病理变化之理。

乾为天为父，坤为地为母。乾坤和合，三界万物生长。天地合，万物生灵太平安康。父母和合，全家大小安康，万事如意。龙凤和合成吉祥，万事如意。日月合为光明，日为阳为白天，月为阴为黑夜。日光月光合为光明，普照人间。所以，万物生灵，吸收日月的精华，才能生长。

按人身体来说，阴阳和合，阴阳平衡，身体康健，阴阳不平则病。阳盛阴衰得阳病，阴盛阳衰得阴病。阳盛阴盛都会得病。气为阳，血为阴，气血不合也得病。所以，心平气和，百病消亡。平心静气，心性双修。所以，修仙修佛，参禅打坐，首先要修炼身体阴阳平衡，气血和合，健身益体，这是基础。第二步，在此基础上，修炼内丹，通开百脉，打通百窍，灵魂出窍。第三步，吸收天地日月之灵气，万物之精华，归我所用，修身养性，积功累德，最后修成神佛。

按家庭来说，男女和合为家庭。男为阳为龙，女为阴为凤，男女合为夫妻，龙凤合成吉祥，家和万事兴旺。

阴阳和合为道，生子留后，繁衍后代。公母交配，而怀胎成子孙。人留子孙，草留根，生儿养女兴旺家门。男精女血怀胎成子。万物有四种生法，分为胎生，卵生，湿生，化身。无论哪一种生法，万物阴阳和合，家门兴旺。万物各有其主，各有其宗，形成了万物和合之道。

二、调和心理：心理平衡，百病不生

心理平衡——百病不生

心理平衡是我们健康最重要的方面。人要健康，最为关键的是心理健康，心态好，一切都好。要知道，大约80%的疾病皆因情绪而起，90%的失败是处理不好情绪。总之，情绪不好，心理不痛快、不平衡，是一切疾病之源！

洪绍光教授在一系列的健康讲座、图书中都说道：人们要想健康100岁，四大基石中的第四条，心理平衡的作用占50%以上，合理膳食占25%，其他占25%。心理平衡对身体健康是最重要的。谁能保持心态平衡就等于掌握了身体健康的金钥匙。

得了病没关系，现在的科技发展水平，什么糖尿病、高血压、心脏病等都有很好的预防方法和药物。但是，如果心态不好，爱着急、爱生气、没事找事、没气找气，整天跟自己过不去，这样的人死得最快。

根据北京市疾病预防控制中心健康教育所在2003年的一项调查显示，因工作等构成心理压力的，知识分子比非知识分子高出10%，35岁以上人群则更为突出。知识分子由于价值不能实现的失落感所造成的心理问题导致身体患病，这在医学上被称作心理问题的躯体化症状。

脑力劳动者由于工作压力大，影响正常的内分泌，影响睡眠和食欲，在这些人群中服用安眠药的比例高，高血压、颈椎病、糖尿病、心血管疾病的发病率较一般人群为高。人情绪不好就容易感冒，而长期抑郁则容易患癌症。所以，如何做到心理健康对他们来说更是至关重要的。

人生在世，谁都会遇到无数的困难、压力，前面我们已经讲过要学会自我解压。而在这里，我主要讲的是如何保持一颗平衡心，如何达到心理平衡，使自己的心态更加平稳。

现在是一个竞争十分激烈的时代，一个人从呱呱坠地的那天起，就要不断地学习适应环境的无数本领：上小学，要面临考中学，光考上不行，还得考重点中学；上了中学还没完事，还得继续努力考大学，当然了，最好是重点大学。我们都是从学生时代过来的人，学生时代的压力都不用细说。好不容易上了大学了，可面对着现在就业形势的严峻，找个工作太困难了。算了，咬咬牙，再考个硕士吧，这就又得在众多的"高人"中保持"平衡"，挤过那座又窄又漫长的独木桥。这时，如果再想就业可能压力就会小一些了。可是真正工作了又会发现能人这么多，想要立于不败之地就得付出更多的艰辛。慢慢地，工作走上了正轨，才又发现周围的人有房有车，自己却什么也没有，心理又不平衡了。怎么办？当然是要更加努力了。于是，路就这么漫长。

每个人几乎都是在自己成长的同时，不断地与周围人进行横向纵向的比较，一旦自己在比较中处于劣势，心理就会产生不平衡感，压力也就陡然而生。于是就要靠自己的努力来达成一个又一个欲望。当然，这种追求上进的精神我们提倡，但我在这儿要说的是要有个度的问题。人活在世上，欲望是永无止境的，我们不可能实现所有的愿望，这时我们就要学会放弃，进而摆脱失望后的心理不平衡，避免压力对我们的身心产生各种各样的损害。

还值得一提的是，心理不平衡是很多疾病的根源。因此，心理平衡、心态好的作用可以超过其他一切保健作用的总和。有了心理平衡，才能有生理平衡；有了生理平衡，人体的各个系统才会处于最佳的协调状态，一切疾病都能减少。但心理平衡并非心如枯井，更不是麻木不仁；心理平衡是一种理性的平衡，是人格升华和心灵净化后的崇高境界，是宽宏、远见和睿智的结晶。

心理平衡、心态好的作用可以超过一切保健作用的总和。

中庸，是养生的根本原则。人体中的气血也是一对阴阳，血为阴为体，气为阳为用。血为气之母，气为血之帅。气不足，易得淤积之病，如肿瘤、血栓等；气太过，易得脑出血之类的病。所以，只有气血平衡，人才能健康。

人只有悟到什么是"自然"了，才算是得道了。知道自然，然后能顺其自然，这个人就是神人。懂得阴阳了，懂得顺其自然了，你就一定会成为良医大德了。

什么是自然，自然就是任何事物都有阴阳两面，任何事物都要经过生、长、收、藏的过程。你顺应这个过程，采用五行相生相克的原理去调节病人的平衡，怎么会治不好病呢。

简单和复杂是一对阴阳，越是复杂的事情，往往用最简单的办法就可以解决。同样，看似最简单的问题，你往往解决起来并不容易，你付出极大的努力也不一定能解决得了。这就和刚柔一样，柔极能克刚，刚极柔不防。所以，我们在解决问题的时候就要有这个思路，遇到复杂的问题要去找简单的方法解决，遇到简单的问题不要忽视它，要引起足够的重视。就和毛主席所说的那样，战略上藐视，战术上重视。就是对问题给予藐视，对过程引起重视。

我们看看这个世界上是不是这个道理。吃饭睡觉有几个人能顺其自然，有几个人能遵守自然。你遵守不了，为什么？因为它太简单了，正因为太简单了，所以你就不容易遵守。这就是辩证法。

什么是平衡？平衡就是阴阳的互相依存和互相制约，哪一方太过或不及都会失去平衡。怎么会伤元气，失去平衡就是在伤元气。经常处于平衡的状态，元气就会保持得好，人就衰老的慢。

阴阳之道就是矛盾对立的两个方面互相依存、互相转化。任何一对矛盾，如果一方脱离了另一方，不受另一方的制约了。那它离消失、灭亡就不远了。你看，当今社会，领导们都不喜欢制约，喜欢独来独往，我行我素，贪污受贿，其结果是什么就可想而知了。阴和阳就是如此。

大自然中，一个事物的出现，总有令它产生的因素，但同时总会出现另一因素来制约它。这就是五行相生相克的道理，也是阴阳相互依存、相互制约的道理。所以养生的道理也是如此，你生病了，总有一个使你生病的因素存在，同时也会有一个制约它，令你疾病消失的因素存在。正如自然界中毒蛇存在的地方，必定附近就有解蛇毒的草药存在一样。

怎样保持心态平衡呢?

简单扼要地说，只需记住三句话，即三个"正确"：正确对待自己；正确对待他人；正确对待社会。

首先，最难的就是正确对待自己。我很欣赏这样一句话：老年人最大的敌人就是自己，最大的挑战是挑战自我。退休了，就要调整好自己的心态，从干事业变为过日子，一切都在改变，一切从零开始。干事业也好，过日子也好，都离不开善待自己和善待别人的问题。在善待自己的问题上，我悟出三句话：看得惯，想得开，忘得快。

自己人生的坐标定位要准、要到位，可千万不要越位，也不要错位，也不要不到位，不要自卑。有人把自己过高估计了，有人定错位了，有人不到位，这些都不行，要了解自己。有些人干这个事挺好，可非得去干别的事不可。有人本来搞科研挺好的，可非要当领导干部，这样一下子就不行了。人的才能不一样，所以一定要给自己定位准确，做自己想做的事才会快乐。很多很有本事的人最后失败了，为什么？越位。本来您的本事该当第三把手，第三把手地位就够高的了，您还不满足，非要争第一把手，那不行，您错位，肯定就不行。人贵有自知之明，"知人者智，自知者明"，明比智更难。

另外，要正确对待他人，心中常有爱心，关爱他人。在善待别人的问题上，也悟出三句话，即：多看别人的长处，多记别人的好处，多想别人的难处。人老了会有许多怪脾气，要学会制怒，要甘于寂寞，要培养新的兴趣。自己活得潇洒一点，对别人宽容一点。有时原谅别人，就是解脱自己。人老了不要老想去改变现实，应多想如何改变自己，去适应现实。

最后，要正确对待社会。既要全心奉献社会，又要尽情享受生活。事业上要有进取心，生活中要有平常心。人永远要对社会有一颗感激之心。人不论本事多大，您给社会的永远不如社会给您的。因此，您要感谢社会，爱祖国、爱社会、爱集体。从您吃奶开始，衣食住行都是社会给您的，没有社会，绝对没有您的幸福。

正确对待自己，关爱他人，感激社会，只要做到这些，基本上处事就能得心应手，心理压力就小，什么事就都好解决了。

除了以上三个"正确"导致良好心态之外，我们还要保持自己三种正直、愉快的心态，或者叫"三个快乐"。第一，助人为乐；知足常乐；第三，自得其乐。

一是助人为乐。助人为乐亦是战胜孤独的一把金钥匙。如今，中青年人孤独，老年人孤独，商人孤独，知识分子孤独。有一个富商，买卖兴隆通四海，但常常陷入孤独空虚之中，出现了许多病症，多次寻名医、尝百草而不得其效。最后我们开了一个妙方，让他常常请路边的出租车司机吃夜宵。出租车司机与他萍水相逢，乐在其中；他也尝到了助人为乐的幸福，孤独痛苦不治而愈。

二是要知足常乐。俗语说：比上不足，比下有余。自己有工作，有房子住，儿女也很好，没有必要与别人攀比。比是无止境的，幸福本无固定的标准，幸福是一种见仁见智的感受。

三是在逆境中自得其乐，不能气馁。就是倒霉的时候，要有点阿Q精神，也要快乐，自得其乐。倒霉了怎么还能快乐呢？古今中外、世界上都一样，风水轮流转，人有悲欢离合，月有阴晴圆缺，都说人世间"三十年河东，三十年河西"。现在变了，改成了"十年河东，十年河西"。最近又变了，改成了"三年河东，三年河西"，因为这个世界变化快，还没弄明白，它又变了。古人说"祸兮福之所依，福兮祸之所伏"。没有一个人永远走运，没有一个人永远倒霉。巴尔扎克讲过，"苦难是生活最好的老师"。您现在倒霉，即便下岗了，但意味着光明就在前面啊，所以您要自得其乐，正确对待自己。李白都说了，"天生我才必有用"。

想要成长，必经磨难，这是人生的必修课。我们讲心理平衡，上岁数的容易掌握，年轻人不行，为什么？上岁数的人经过了一些磨难，经过了一些坎坷，体会起来相对容易。这些道理，人不到一定岁数，是悟不出来的。

祸福相互依存，苦难是人生宝贵的财富，所以，一个人要永远保持快乐的心情。任何可能被视为照亮我们尘世生活的快乐，都是无常的，具有欺骗性的。每一种享受都被难以忘怀的恐惧推动着。富人担心强盗偷窃，美人担心容颜改变，健康的人担心疾病，等等。世界生命并非它所表现的样子，它受困于种种对立面，诸如痛苦与快乐、出生与死亡、希望与绝望。危机如影随形，痛苦挥之不去。世界充满不确定性，不确定性在生命的每一步都创造着焦虑、恐惧和绝望，唯有前进方能确定。曾经有位国王询问每个人活着的意义，圣人回答：诞生、受苦、死亡。

另外，自我解压，也可常看看三座山。人生在世，不如意之事十之八九，这就要求我们学会自我调节、自我解压、自己解放自己。

要心理平衡，我推荐大家去看三座山，看过这三座山，心理就平衡了，什么气也没有了。现在您说不给我涨工资，我也不再生气了，因为我见到那三座山以后什么气也没有了。

第一座山，井冈山。井冈山给人的教育太深刻了，中国革命了不起的伟大，了不起的困难。前前后后牺牲2000万人，还有很多人都是冤枉死的。和他们比，我们活着就是极大的幸福了。真到井冈山一看，当年革命的艰难困苦、血雨腥风，真让人受到教育。

第二座山，普陀山。看看佛的大智慧，大胸怀，大慈悲，这样一比，我们太渺小了，生命太短暂了，还有什么可争的。

第三座山，八宝山。每当我参加一次遗体告别时，心灵就净化一次。一个钟头以后，谁都一样，一把灰了，还争什么啊？很多事根本就不值得计较。

诺贝尔奖获得者李政道教授，中科院在为他举行70岁生日庆祝会时，他讲了两句话："我一辈子做事做人的原则，以杜甫'细推物理须行乐，何为浮名绊此身'两句诗为准则。"仔细地推敲世界上的万物道理，做一些快乐的事情，做一些自己喜欢做的事，不必为了一些空名而放弃自己喜欢做的事。

看一个人是否健康，最重要的看心理是否平衡！那么，究竟怎样才能平衡？

总而言之，只有正面思维，才能真正使心理获得平衡。

七情不和百病丛生

七情，即喜、怒、忧、思、悲、恐、惊七种情志变化。七情与脏腑的功能活动有着密切的关系，七情分属五脏，以喜、怒、思、悲、恐为代表，称为"五志"。七情是人体对外界客观事物的不同反映，是生命活动的正常现象，不会使人发病。但在突然、强烈或长期性的情志刺激下，超过了正常的生理活动范围，而又不能适应时，使脏腑气血功能紊乱，就会导致疾病的发生，这时的七情就成为致病因素，而且是导致内伤疾病的主要因素之一，故称为内伤七情。

七情作为致病因素，有别于六淫之邪从口鼻或皮毛入人体，而是直接影响有关的脏腑而病，情志因素不仅可以直接导致多种疾病的发生，而且对所有疾病的转归起着重要作用。

人体的情志活动，必须以气血作为物质基础，气血来源于脏腑正常的生理活动，而脏腑所以能维持正常的生理功能，又必须依赖于气的温煦、推动和血的滋养。如《素问·阴阳应象大论》中说"心在志为喜""肝在志为怒""脾在志为思""肺在志为忧""肾在志为恐"。不同的情志变化对各个脏腑有不同的影响，而脏腑气血的变化，也会影响情志变化。由此可见，气血是脏腑生理功能所必需的物质基础，而情志活动又是脏腑生理功能活动的外在表现。所以，情志活动与脏腑气血的关系非常密切。

七情致病，是直接影响相应的内脏，使脏腑气机逆乱，气血失调，从而导致各种病证的发生。

一是影响脏腑气机，七情致病，主要影响脏腑气机，使气血逆乱，导致各种病证的发生。其中主要有：怒则气上、喜则气缓、悲则气消、思则气结、恐则气下、惊则气乱。

二是直接伤及内脏。七情过激可直接影响内脏生理功能，而产生各种病理变化，不同的情志刺激可伤及不同的脏腑，产生不同病理变化。如《素问·阴阳应象大论》中所说，"怒伤肝""喜伤心""思伤脾""忧伤肺""恐伤肾"。

三是情志波动，可致病情改变情志活动的异常，既然能直接伤及内脏，影响脏腑气机，而导致疾病的发生，那么，对已患的疾病就必然有所影响，或使病情加重，加速恶化，甚至导致死亡。

人有七情，属于精神活动范畴，包括喜，怒、思、忧、悲，恐、惊等情志情绪的变化。通常情绪的波动一般不会危害人的健康。但强烈的情绪波动，或长期消极情绪能引起过度的或长期的精神紧张，使人的健康受到影响，并可引发一些疾病。

中医认为：七情与人的五脏密切联系，与五脏的生理、病理变化相关联，喜与心、怒与肝、思与脾，忧悲与肺、恐惊与肾一一相对应。七情波动能影响人的阴阳气血平衡和运行。

正常情况下，人体的阴阳处于平衡状态，保证机体的各项生理功能的正常。剧烈的情志变化，可以使阴阳平衡失调，影响人的气血正常运行，导致气血功能紊乱。正如《素问·举痛论》指出的："百病生于气也。怒则气上，喜则气缓，悲则气消，恐则气下……惊则气乱……思则气结。"中医认为七情分属于五脏，为五脏所主。正常情况喜为心志，怒为肝志，思为脾志，悲（忧）为肺志，恐（惊）为肾志。

情志太过之时，则损伤五脏，怒伤肝，喜伤心，思伤脾，悲忧伤肺，恐惊伤肾。

喜：

喜为心志，心能表达人的喜悦之情。心能主血，喜悦时人体气血运行加速，面色红润，御寒能力。抗病能力提高，罹患心脑血管病的可能下降。

心主神明，愉悦时，思维敏捷，想象力丰富，创造力增强，考试时也能有超常发挥，运动员易破纪录；心其华在面，喜悦时会神采飞扬，面带笑容，喜形于色，热恋中的情侣越发娇美动人或潇洒英俊等；心开窍于舌，高兴时能口若悬河，滔滔不绝，语言流畅动听等。

由于心与小肠相表里，故人在高兴时也胃口大开，久则心宽体胖等等。

喜伤心。过喜的异常情志可损伤心，常出现心慌，心悸，失眠，多梦，健忘，多汗出，胸闷，头晕，头痛，心前区疼痛，甚至神志错乱，喜笑不休，悲伤欲哭，多疑善虑，惊恐不安等症状，可导致一些精神、心血管方面的疾病发生，严重者还可危及人的生命，如大喜时造成中风或突然死亡，中医称之为"喜中"。

怒：

怒为肝志，肝能表达人的愤怒之情志活动。怒是个人的意志和活动遭到挫折或某些目的不能达到时，所表现的、以紧张情绪为主的一种情志活动。怒既有积极的一面，即指对个人和社会产生积极的作用，战前动员要鼓舞战士的士气，包括激起战士对敌人的仇恨和愤怒，使之在战斗时化为巨大的战斗力；怒又有消极的一面，即指对个人和社会产生消极和不良的影响。暂时而轻度的发怒，能使压抑的情绪得到发泄，从而缓解紧张的精神状态，有助于人体气机的疏泄条达，以维持体内环境的平衡。

怒伤肝。大怒、过怒易伤肝，表现为肝失疏泄，肝气郁积，肝血瘀阻，肝阳上亢等病证。出现胸胁胀痛，烦躁不安，头昏目眩，面红目赤，有的则会出现闷闷不乐，喜太息，嗳气，呃逆等症状。人体发怒时可引起唾液减少，食欲下降，胃肠痉挛，心跳加快，呼吸急促，血压上升，血中红细胞数量增加，血液黏滞度增高，交感神经兴奋。长此以往，会使人患上高血压等心脑血管疾病。对患有心脑血管病者，可导致病情加重，诱发中风、心肌梗死等，危及性命。

忧（悲）：

忧（悲）为肺志，古代医家对忧愁的患者仔细观察分析后发现，肺是表达人的忧愁、悲伤的情志活动的主要器官。当人因忧愁而哭泣时，会痛哭流涕，这主要是因为肺开窍于鼻，肺主气，为声音之总司。忧愁悲伤哭泣过多会导致声音嘶哑，呼吸急促等。肺主皮毛，故忧愁会使人的面部皱纹增多。

忧（悲）伤肺。人在悲伤忧愁时，可使肺气抑郁，耗散气阴，出现感冒、咳嗽等症状。中医认为肺主皮毛，所以悲忧伤肺，还可表现在某些精神因素所致的皮肤病上。情绪抑郁，忧愁悲伤可以导致荨麻疹、斑秃、牛皮癣等。

恐（惊）：

恐（惊）为肾志，肾是人们表达惊恐之志的主要脏器。惊恐是人对外界突发刺激的应急反应。人在受到剧烈惊恐之时，会出现大小便失禁，这与肾主前后二阴，肾主两便的功能相符。肾藏精，生髓充脑，人受到惊吓后，会突然昏厥，不省人事，与肾藏精，生髓充脑有关系。惊恐在正常情况下对机体是有一定的益处的，可以引起警觉，避免机体遭到危害。

恐伤肾。惊恐过度会耗伤肾气，使得肾气下陷，二便失禁，遗精滑泄，严重的惊恐，还会导致人的死亡。这方面的例子并不鲜见。

思：

思为脾志，人的思虑的情志活动主要是通过脾来表达的。思是精神高度集中的思考、谋虑的一种情志。当人在思考或焦虑时，往往会出现饮食无味，食欲下降；有的妇女可以因为工作紧张，思想高度集中导致月经量少，经期紊乱等，这与脾主统血的功能相一致。

思伤脾。思为脾志，因而过思则易伤脾。伤脾可以表现为气血不足所致的乏力，出现头昏，心慌，贫血等症状。有的还可出现嗳气，恶心，呕吐，腹胀，腹泻等消化道疾病所表现出的一系列症状。

精神状态对于人的阴阳、气血、脏腑有着十分重要的影响，同样当人的阴阳、气血、脏腑发生问题时也会影响人的精神状态。人们常说的因郁致病和因病致郁也就是这个道理。补益有利于健康长寿，在补益的过程中实施精神补养很重要，就是通过各种有效的方法把人的精神调整到最佳状态。

中医养生之调和七情

中医认为情志是由五脏之气化生的，若情志失调，则容易损伤脏腑气血，影响人体健康。历代养生家非常重视情志与人体健康，主张调和七情，延年益寿。

和喜怒：

喜怒之情人皆有之，古人认为喜贵于调和，而怒宜于戒除。喜也应适中适度，不宜太过。怒是历代养生家常忌的一种情绪，它是情志致病的罪魁祸首，对人体健康危害最大。人一旦发怒，可用制怒方法：转移、吐露、忘却、想象、让步、避免；或利用情志相克：恐克喜，悲克怒，以求平和。

去忧悲：

忧郁、悲伤是对人体健康有害的又一种情志，应当注意克服。古人认为："60岁心气始衰，苦忧悲。"说明老年人由于精气亏虚心气不正常，常易生忧悲之苦，忧悲不已又会进一步损伤神气，加速衰老，所以老年人特别应当杜绝忧悲。可利用情志相克：喜克悲，去忧悲。

节思虑：

思虑是心神的功能之一，人不可无思，唯过则有害，古人认为：思则气结……切切所思，神则败，所以思虑过度可出现头昏、心慌、失眠、多梦、痴呆等症状。可利用情志相克：怒克思，以制思虑。

防惊恐：

遇事易惊恐亦是一种对人体十分有害的情志因素，惊恐往往导致心神失守，肾气不固，而易出现惊慌、失眠、二便失禁，甚至精神失常等方面的病症，可见突然而来的剧烈惊恐，可以使人体气机逆乱、血行失常、阴阳失衡而导致疾病发生，甚至发生生命危险。所以老年人应当注意避免惊恐。可利用情志相克：思克恐，以防惊恐。

情绪与健康的关系引起了国内外学者们高度重视，一般认为七情之中以愤怒、忧郁、悲伤、惊恐对人体的影响和危害最大，一切对人不利的影响中，最能使人短命、死亡的就是不好的情绪和恶劣的心境，如忧虑、颓丧、惧怕、贪求、怯懦、妒忌和憎恨等。综上所述，情志活动与人体健康有着密切的关系。因此，我们应注意调和情志，避免不良情志对人体的影响，以促进健康。

总之，对不良情绪进行调摄，不使其失控，是养生之道的重要内容。中国传统的养生学认为生命活动本于阴阳，只有协调阴阳，使其保持平和，才能达到养生长寿的目的。阴阳学说认为，自然界的一切事物都存在着阴阳两个方面，而且事物的发生发展及变化始终都贯穿着阴阳二气的作用。

生命活动是以阴精阳气为基础的，人的生理功能虽然复杂多变，但都可以概括为阴精和阳气的矛盾运动。因此，生命活动无一不是阴精与阳气保持动态平衡的结果。人体生、长、壮、老整个生命过程，都是由具有推动温煦作用的阳气，和具有营养滋润作用的阴精共同作用的结果。脏腑经络阴阳气血平衡，人体才能健康无病，不易衰老，益寿延年。

因此，七情不协调，甚至失控，就会精神不正常，引起阴阳失去平衡而导致各种疾病。所以，清朝的养生家石成金主张"说七情，和悦人生"，以防患七情失调于未然。说七情，就是不以外界的刺激而使七情波动起伏，使七情始终保持平和的状态。和悦人生，就是以平和愉悦的态度对待自己的人生际遇和人际关系，以求使自己的七情始终处于平和的情态，不使体内阴阳失调。由此看来，对七情采取适当的方法进行调摄，使其保持平和，是养生的重要方法。

另外，祖国的养生之学在几千年的实践中创造了许多行之有效的七情调摄方法，它不仅有现代医学的心理疗法，而且还有七情互相调摄的独特方法。

金元时期著名医家张子和认为："以悲治怒，以怆恻尖楚之音感之；以喜治悲，以谑浪戏狎之言娱之；以恐治喜，以迫遽死亡之言怖之；以怒制思，以污辱欺罔之事能之；以思治恐，以虑彼志此之言夺之。凡此之者，必诡诈谲怪，无所不至，然后可以动人耳目，易人视听。"七情互相调摄的实际医案在历代医案中都有所见。通过对七情的不同刺激，可恢复体内阴阳平衡，达到治病的目的。

淡七情，和悦人生，就可避免"七情"过度所导致的各种疾病，有益于健康长寿，这是我国养生之道中的重要内容。孙思邈在《千金要方》中提出摄生十二少："少思，少念，少欲，少高，少语，少笑，少愁，少乐，少喜，少怒，少好，少恶"，并说，"此十二少者，养性之要契也"。这十二少中,对于情绪的调摄占了绝大部分,可见,调摄七情在养生之道中的重要地位和作用。

最后学学三勿或三戒:

"三勿"是春秋战国时期蹇叔提出的,北宋苏轼的"三戒"(戒急躁、戒阴险、戒贪欲)就是从此而来,这是心通的关键。

一是勿贪,审大小而图之,勿贪,贪则多失。无论在政治上,还是经商上,都要注意这个问题。许多贪官污吏,就是因为过于贪婪而受到法律的制裁就是例证。

二是勿忿,衡彼己而施之,勿忿,忿则多难。勿忿就是制怒,怒伤肝。以静止怒,静心是止怒的灵丹妙药。

三是勿急,酌缓急而布之,勿急,急则多蹶。分清轻重缓急,逐步解决。管仲说:"静则得之,燥则失之"。

这是蹇叔为秦穆公提出的政治活动应特别遵循的三条原则。主张在创霸活动中,分清轻重缓急,反对在政治行为中追求极端,力求稳妥扎实的发展,体现了古人稳中求进,后发制人的思维特点,也是这位老人长期观察和研究政治活动的经验总结。秦穆公伐郑的崤山之败,就是违背了这三条原则,我们在讲养生文化的时候,也要特别重视这三条原则。

打通心理疾病的三种方法

从千百抗癌英雄的事迹中,我总结出三条防癌治癌的绝招:

第一招:针对过去的苦难——受;

第二招:面对当下的存在——品;

第三招:梦想未来的价值——创。

"受"就是接受,接受癌症缠身的事实。这并不容易,因此,你要审查以往的负面因素,要一一列举出来。只有认清了致病的身、心、灵三个层面的原因,我们才会认为得癌症是活该。一切都是活该!从来就没有无缘无故的爱和恨,病和死,也没有无缘无故的癌症。

"品"的重点是改变以往理性算计式的生活,彻底改变掠夺式激进的生活生存方式,而转变成体验式吸取当下一切正面能量的生存生活方式,让生命活生生,与天地万物人事打成一片,让心灵得到彻底的洗礼。

"创"是指创造出全新的自己喜爱的生活方式。真正尝试大爱无疆的人生。

品是与生命和解,与当下临在的对象和解,是臣服,是进入对方,而不是准备战斗。品不是消耗能量,而是准备从对方获得能量。我们平时为了追求成功,吃得太快,因为要节约时间干更多的事。我们与家人讲话,都只讲概括性的话,形容词和带有情感的词全部删除,一切为了效率和速度,我们为了伟大志向和责任而拼命,几乎没有时间欣赏和品味生活的丰富多彩,我们醒着使用的都是逻辑、分析、判断、决策,而不是品味、情调、体验和欣赏、赞美,平时我们对生活没有惊叹和激情,有的是成绩、结局和新的任务。我们活着就是来做事的,而不是来享受的。恰恰相反,真实的人生却是活得有情趣的人生,有爱的人生,而不是为攀比和虚荣的人生。

一切智只有三个功能:一是将小情小爱提升并扩大到大情大爱;二是为实现情爱提供方法援助;三是将注意力放在深深品味百味情趣人生之上。许多人误解了智慧的功能和摆错了情与智的地位。

所谓创不是为了社会责任而去创造新的产品等,而是创造自己真正想过的生活。你想去旅游,你想到山中去清静几天,你想骑自行车环球中国,为什么不去尝试实现你的心愿呢?依此类推,你爱干什么都行,只要你乐意,只要不损害别人利益,你都可以去执行自己的心愿,此时生活只有一个目的——开心。

总之,无论是"受""品"还是"创",都只为了一个目的——连接。与当下的关系宇宙连接,以便得到宇宙能量、信息的支援,使生命保持流动性,让关系宇宙的整体能量来为你个人的不是负责,让整体来修善你的缺陷。连接,彻底地连接是你唯一要做的事,你以前做得太少,以至于生出了癌症。因此,你在剩下的特殊日子里,必须补课,必须完全体味小我融入大我的生命律动和交流。唯有如此,你才能终止旧有分裂斗争的生活模式，开始全新的和谐共生生活模式。平时，我们总是以各式各样的方式在分裂自我，在想尽一切办法将自己与整体隔离，与大众脱节，从而切断了自己的生命之源——能量流、信息流。

连接就是爱。这个世界唯有重新开发古老的大爱情感，癌症才有救，人类才有救。反之，当智逐渐将爱的地位降低，总以为智能彻底战胜道德，那么，人类就将收场了。因为只有爱才是活着的唯一理由，否则，什么人生都不值得一过。如当你真的大哭一场，或者当你宣泄了情感，让情感流过身体，你会经历很深的放松，不再觉得紧张，有压力或者烦乱。那是因为情爱流过了你的身体，流过了你的心灵，就像雨水洗刷大树一样，让大树更清新更有生机活力。今天，许多人都处于板结状态，男女之间只有性没有情爱，这是在走极端，肉体虽然放松了，但心灵更为空虚。

今天什么都不缺，除了缺德、缺情、缺义，许多人的脸上、眼中已看不到天真和情义了，看到的只是世故和猜疑。人与人之间有如干渴的大地，都迫切急需情感的浇灌，否则，我们的躯体将成为一具没有灵魂的僵尸。

这世界最伟大的力量不是核武器，而是情爱。无数人不怕刀枪生死，只怕欠下人情债。问世间情为何物？情是宇宙的本质，情是关系宇宙的体现。天地间如果将情抽走，那么，这个世界不只是冷冰冰，而是根本就会灭亡。

说来说去，治疗一切疾病，都得从爱着手，从情入门，否则，一切都不会有好结果的。因为这世界最大的力量就是情和爱，情就是爱。当一个人开始使用爱做武器时，那他就所向无敌了！

因此说，得了癌症真正要施救的是心灵，这是关键中的关键，而不是吃什么中药，练什么气功，信什么宗教，吃什么偏方，等等。关键在心灵在心境上，而后才是心智上，而后才是心理情结快乐与否，最后才是肉体问题。顺序不能搞错，千万不要轻信唯利是图者的瞎吹。如果不关注心理、心灵、心智层面，而一味地在物质层面下功夫，恐怕效果不会明显，就算好了一阵子又会复发。

一切病都是心病，心病还得心药医。

最后总结一下受、品、创治癌方法：

受——自审——摆平过去；

品——体验——处理当下；

创——更新——迎接未来。

身心健康取决于大脑解读能力

一个人能否生病或快乐，我们说是由心造。心是怎样造出疾病的呢？方法有很多，封闭就是最直接的。因为当我们封闭时，能量或信息就停止流动，肉体失去能量和信息交换，就会耗尽能量和信息，生出疾病和不快乐。这些阻塞会以疾病来呈现。相反，当人的生命能量能够流动、和谐与自由时，就会快乐，健康和自由。

由此可知，生命能量的流动只要受阻就会产生疾病，而受阻是因为心的封闭。同样，心也可以使生命处于开放状态，这个决定权操之在我。开放的实质是与外界保持连接，当彼此连成一张巨型网络时，我们每个网点的能量就与巨型能量网有了连接互动，生命就因源头活水而充满生机。

一个人只有认识了宇宙是由关系构成的实相，才能从根本上消除疾病。量子力学迫使我们放弃把宇宙看成是物质的组成，而把它看成是一种复杂的关系网络。同样分子生物学现在承认不同器官系统会通过神经的联系与化学信号来彼此沟通。脑部、腺体、免疫系统，还有整个生物都一起组成一种美妙的系统，由内分泌与待定的信号分子来协调。一切细胞，乃至一切分子，都是有情感的，如果没有，人就不会有相对稳定的情感、智力和欲望。我们每天都在新陈代谢，现在的肉体和七年前的肉体相比，并没有任何相同的物质存留，你身体的细胞无时无刻不在更新，大多数细胞几年时间就被替换完，七年前的分子原子早已不在你身上了，而你却依然是你。总之，生命流的确让人惊叹！

为了能够健康快乐，我们要保证生命的开放性和流动性，随时准备与他人分享我们的内在经验，而不是保持距离隔绝孤立。与人有连接，与自己有连接，与环境有连接，我们才会得到快乐自由，一旦处于防卫和封闭时，就会生病和不快乐。

分子生物学家说：细胞有两种状态；开放的回应和封闭的防卫。细胞封闭就无法成长，当细胞能回应时就能够繁殖。细胞遭遇威胁时会防卫，没有威胁时会开放。细胞防卫的方式是封闭外围的细胞膜，阻止来自其他细胞与环境的信息和化学物质流通；细胞建立了墙壁，展开防御，孤立自己。当细胞开放与回应时，薄膜会容许流通，开放的薄膜是强化人际关系的关键。

从细胞的开与闭，可以看出关系宇宙在各物质层面的直接反映。

而作为个体的人，一切细胞是否开放和封闭，都由中枢神经系统——脑部发布的"中央指令"决定。大脑是总指挥，直接对身体其他器官发出开放或封闭的指令，直接对细胞发出开闭指令。如果脑部读到危险，中央指令就会叫细胞去防卫，反之则开放。

因此，决定是开放或封闭的是大脑的解读能力。由于受到自私分裂性教育，我们时常将外显的人或事物解读错误，从而导致向细胞发出了错误的指令。这是解读正确与错误的大问题。因此，解读力有三种级别：

高级：将危情解读成正面信息——导致细胞开放；

中级：将危情解读成危情——导致细胞封闭；

低级：将正面信息解读成危情——导致细胞封闭。

由此可见，不同级别的解读力，决定了一个人是否能得到更多的健康、快乐和自由。因此，如何拥有积极地解读能力，是急需训练的一个重要课题。如果一个人能从悲剧中找到喜剧，从失败中找到成功的基因，那么，他就拥有了积极解读技术，就能在任何环境条件下，赢得健康、快乐、自由。

"心药"改变细胞的基因

心药有哪些种？

无数种心药可归之为三种：心灵药、心智药和心情药。

心灵药是叫病人重新找回真我，即佛家讲的明心见性，找回主人，找回宇宙精神在肉体中的展现。

心智药是重树关系宇宙的世界观、人生观、价值观和生活观等，在智慧上吃透关系是宇宙的唯一实相，关联打通是唯一实现健康快乐自由的方法和策略。

心情药是正确理解情为何物，而后正确处理情绪和情欲、情感，将小我之情提升到大我之情的格局中去。

心药简述如下：

心灵药——找回主人；

心智药——关系实相；

心情药——扩充情爱。

许多人以为人体基因本自天生，不能后天改变，真的如此吗？

基因如果不能改变，那就根本不存在基因突变这回事，癌细胞本是由人体正常细胞突变而成的，具体由什么原因促成，目前有多种说法，一是食物诱发，二是环境诱发，三是遗传诱发，四是综合诱发等。我认为在这四种诱发突变之上，还有一种是心理、心情、心灵的自我诱发，而且以目前的科学成果证明，"心能"还是诱发突变的主要原因。不过要彻底弄清致癌的细胞是如何具体突变的也许还要一段时间。但可以肯定，基因是可以改变的。一娘生九子，九子九个样，九子九条心，为何？显然，同一个母亲和父亲其在不同时间、环境、经历等条件下，生下每一个下一代的基因都是不同的。现代科学已清楚证明，基因可以变体。最好的医生也没法救活不健康的心理，绝望的心境还是有可能突变成致癌基因的。反之亦然，癌细胞也可以突变成正常细胞。假设基因永恒不变，那我们还是猴子，甚至是三叶虫！人类进化史，就是一部基因修正进化的历史，只是我们大多数人未学习这门学问而已。现在我们知道，基因是可以改变的，也是可以修复的。

基因的本质是什么？

如佛所言，"一切有为法，如梦幻泡影""诸法无我，诸行无常""万物缘起""四大皆空",世界上的一切物质都只是形式而已,在本质上来看,世界没有物质一说,只有关系一说,即宇宙的本质是关系,物质的本质是关系。如因果关系、层次关系和轮回关系。因此,基因的本质自然也是关系。关系的表现形式是大爱,是连接,是心通,是信念,是慈悲精神,是菩提心等等,说法不一,殊途同归。

基因的主人是谁?当然是我。而许多生病的人却恰好相反,他们的基因在一次次人生失控中被抛弃到荒郊野外,最后,主人已被生活折磨得无能为力了,整日烦乱,哪有时间顾忌基因。

于是,基因得不到爱的滋润,逐渐变得脾气暴躁,性格大变,长此以往,当主人将负能量散发到各细胞里或细胞之间,达到一定的程度后,就会有个别细胞揭竿而起,实行政变,成为第一个癌细胞。

因此,我是导致癌细胞罪魁祸首,是我的心灵缺位、心智愚昧、心情失控带来的恶果,因为我们总是被各种外景所打扰,被各种社会模式所因禁,我们总是从一把枷锁逃进另一把枷锁,现实总是一步步紧逼,彼此都在作茧自缚、苦苦挣扎。

我们无时无刻不是处于奴隶地位,几乎再也找不到真我在哪里。我们说的是别人的话,穿的是跟风的衣,做的是随大流的事,一切心思语行都与自己内心无关。因为无关,所以谁还会认真对待呢。如此一来,都在应付,都在做面子功夫,实际上是在彼此伤害。如果我们是为自己生活,那激情就迸发出来了,创造力也爆发出来了,结果自然大不相同。这一切都将直接影响基因的结构。总之,无论是想破坏旧有基因,还是想影响或修正旧基因,都是可以自我掌控的。

那么,心药是如何修正基因的呢?

前面讲了三种心药,三种心药在本质上只有一种,即连接之药,又可称之为大爱药、慈悲药、连通药。无论叫什么名字,都只为了一个目的——打通。心药有三个层次,每一种药都有它的层次功效,因此,一旦有人出现了癌症,那么,心药的使用就成了必不可少的重要行动。心药就是爱药,一个人只有重新激发对生命的爱,激发对生命的追求,才会脱胎换骨,焕发出新的生机。心药为什么能修正基因?因为基因的本质是爱，而心药的本质也是爱，两者是相互支持，是同类项，当一方能量不足时，另一方的增加会给不足者增加信心和新的希望。

心药就是能量药，无论哪种心药代表的都是通。它一旦被使用，都只有一个目的——将你的肉体打通。

三、调和心灵：真正的名医，是人类的灵魂拯救师

中医的最高境界是养心

中医的最高境界是养生，养生的最高境界是养心。所以，就养生而言，下士养身，中士养气，上士养心。看一个人也是一样，观相不如观气，观气不如观心。

一切药物对治病来说都是治标，不是治本，不管是中医还是西医。因为一切的病都是错误的因产生错误的果。错误的因不除，错误的果就不会绝根。健康的根本在心。一切法从心生。心净则身净。所以得病了，不要向外求，要靠自身的修复系统来修复自己的疾病。其实人和动物是一样的，动物的病都是靠自己，人也能。

人所具有的一切智慧，绝对不是从书本里学来的，而是从自己的真诚心、清净心（就是佛家所说的菩提心），从定中生出来的。

人是一切生物中构造最完美的灵体，健康的身体是人生来就具足的；人的健康状况的调节是靠人体本身所具有的调节修复系统来完成的，而不是靠外部因素，外部因素只能起辅助作用。

人的大部分生病现象是人体在调节、清理身体垃圾时所表现的现象，是人体自动调节平衡所表现出的状态，所以应该把它们当成正常的生理现象，而不应该把它当成病因来消灭。所以当人在生病的时候，一定不要有怨恨嗔恚心，心里要安定，心定则气顺，气顺则血畅，气顺血畅则百病消。

畅通的经络需要：清净心。一切七情六欲都会破坏清净心，从而破

坏经络的正常运行。

与其相信药物，相信检查的数据，不如相信自己的感觉，相信自己所具足的自我调节能力。但这需要在你得道（智慧开了）的前提之下，才能分辨这一切。

人为什么必须保持一定的饥渴才是对养生有利呢？其实这就是"虚"的妙用。道家讲，虚则灵。这和谦虚使人进步，自满使人落后一样，所以人必须经常保持"虚灵"的状态，才能时时保持清醒，保持健康。

俗语说"灵机一动，计上心来"。这个"机"字如果能真正领悟透了，那么你的悟性就算是开了。老师教人，医生治病，其实就是在点拨你的这个"机"，让你"机"打开。这个"机"，有时也叫"关键"。当然，这个"机"起作用是有条件的，就和氢气只有达到一定浓度，遇火才可以燃烧爆炸一样。记住，别人的作用都是外因，你自己才是真正的内因。

人生最忌是个乱字，心乱了，对外可以紊事，对内可以打扰血气，使失正常。凡恼怒恐怖喜忧昏疑，都是乱，为多病短寿的根源，不但养病时不应乱，即平居时亦忌心乱。

多嗔伤肝，多淫伤肾，多食又伤脾胃。忧思伤脾，愤怒伤肝，劳虑伤神。

身病之起，无不由心虚弱，外邪乘入。而心虚气弱，每由心魂恼乱，真体不充，发现种种不安。贪食贪胜贪得贪乐逸，皆足以致病。以贪之不得，于是乎嗔。贪嗔可使心荡气促，胆惊肝旺，六脉震动，五脏沸腾，外邪同时乘入，此病之起因。

凡人欲求长寿，应先除病。欲求除病，当明用气。欲明用气，当先养性。养性之法，当先调心。

心神不安，情性躁急，为致病致死之总因。故安心法，为卫生第一要诀。心可以主动一切。心定则气和，气和则血顺，血顺则精足而神旺，精足神旺者，内部抵抗力强，病自除矣。故治病当以摄心为主。

人生一切事业，皆以精神为根本，而精神之衰旺强弱，全赖心神之

第四章　中医养生治病方法三——身心灵调和法

静定不乱，一个乱字，足以妨碍一切工作。

静养法：安坐（卧）在床上，把身心一齐放下，自己浑身如融化，不许用一毫气力，好像没有这个身子相似。呼吸顺其自然，心也不许它用一点力，一起念便是用力了。把心安在脚底板下，此是引火向下，引水向上，自然全身气血顺畅。

环境对人养生的重要性是不言而喻的。这就是为什么人在空气清新的深山老林里，会把痼疾养好的道理。因为深山老林中的精微物质（负离子）会通过人在放松情况下的深呼吸把它吸收到人体内部，从而滋润孕养五脏六腑，使人重新焕发活力。还有重要的一点常人并不所知，就是人不仅仅是通过口鼻来呼吸，人身体的每个汗毛孔都是可以呼吸的，而且正是它们吸取着天地的精华。

人在松静的状态下，慢慢深呼吸就能体会到人和天地精微之气的交换：在吸气时，实际除了肺在吸气，整个身体是在把体内的气向外排，即把人的气释放到天地；而肺在呼气时，实际人是在通过全身毛孔吸收天地的精微之气。这大概就是老子所说的"天地之间，其犹橐龠乎"。

什么是悟性？什么是智慧？悟性和智慧就是用最简单的方法来处理、看待一切事物。但一些庸人自扰的人总是把简单的事情看复杂了、做复杂了。繁和简其实是一回事，是一回事的两个方面。聪明的人看到的是简单的一面，愚蠢的人看到的是复杂的一面。

顺应自然是养生的最高境界。一个人生下来，他的命运基本上是有一定定数的。他该干什么，不该干什么，该吃什么不该吃什么，如果能顺着他的运数去做，就会平安无事。有悟性的人会发现、知道自己的运数，知道他应该干什么，不应该干什么。所以养生绝对不是简单模仿，人云亦云。不要去羡慕别人，要从自己的心里找到自己的悟性。那么人如何才能发现自己是否顺其自然了呢？其实这太简单不过了，你有病了，你不舒服了，你不自在了，那你就是违背自然了。要做到顺外面大自然的自然，还要顺自己内在命运的自然，这二者是不可或缺的。

很多人一听到医师宣布自己得了重病时，往往都会显现出一副无辜的模样，希望用切、割、毒、杀等外来方式去除疾病，然而，疾病真的会没来由地产生吗？世上绝对没有这种好好的就突然生病的事情。以感冒为例，如果真要病人作自我反省的话，通常患者都会表示，自己在感冒之前，曾经一连熬了好几个通宵；有些人会说，自己最近吹了冷风、淋了雨；有些人则说，工作的压力很大，常常头痛又失眠。事实上，诸如此类现象，都是导致感冒的因素，接句话说，假使病人的敏感度及警觉性够的话，自然能够做到防患未然的目标。

情志跟疾病的相关性是很密切的，有些疾病就是因情志而起，你用药物治疗，治来治去都不好，对于这类疾病，解铃还须系铃人。五志能够致病，五志亦能解病。

养生有一条很重要，就是不能怕死。怕死者阳气不足，阳气不足，死神就会找到你。这就是道家所讲的，修炼人要有英雄的气质。仁、智、勇三者缺一不可。

当你把什么学问理解到她是非常简单朴素的时候，这时候你才是真正得到其中的三昧了。如果你还感到她是那么博大精深，深不可测，那是你还没有掌握到她的精髓，是只见到茂密的树叶，而没看到她的根本，这时候你还是处于"有"的阶段，没有达到"无"的境界。一切离不开阴阳，万事万物离不开阴阳。这个根本就是阴阳。知其一，万事毕。

凝神定气，物我两忘——养生的真谛。

中医养生，修身养性从养心开始

何谓"养心"？《黄帝内经》认为是"恬淡虚无"，即保持平淡宁静、乐观豁达、凝神自娱的心境。"养心"就是拥有心理平衡的重要方法，也是健康长寿之道。

德者养心"积善成德"，德的核心是做善事。中医认为德高者五脏淳厚，气血匀和，阴平阳秘，所以能健康长寿。可见，道德修养不仅是品质的要求，而且是养生的手段。

仁者养心仁，是孔子思想的核心。其基本思想是"己欲立而立人，己欲达而达人"和"己所不欲，勿施于人"，具体可以概括为恭、宽、信、敏、惠、智、勇、忠、恕、孝等。一个人如果能仁全如此，其心境必定是欣慰和宽松，而不是懊恼、愤恨和作奸犯科后的恐惧，因此，"仁者寿"。善良者能获得内心的温暖，缓解内心的焦虑，故而少疾，恶意者终日在算计与被算计之中，气机逆乱，阴阳失衡，故而多病而短寿。

易性养心"笑口常开，青春常在"。但是，人生在世，难保无忧，关键是毋使太过、勿令太久。中医"易性"的养心一法恰是"对症"的良方。所谓易性，即通过学习、娱乐、交谈等方式，来排除内心的悲愤、忧愁等不良情绪的方法。

哲理养心哲理养生，主要是要掌握对立统一和一分为二的观点。哲理养生是高层次的保健养生，与德、仁相辅相成，异曲同工，只有在实践中反复磨炼才能做到，是道德品质、气质修养、文化水平、经验阅历的集中表现。事实上，正确地待人待己，热爱本职工作，讲究生活质量，这不仅是做人做事的基础，也是养生防病的前提。

调和心情、精神、灵魂

中医学认为，人一方面是大自然的产物，人在气交之中，人是在风、寒、暑、湿、燥、火等气候的这种变化中，完成他生长壮老已的过程的；另一方面，中医更强调人是社会的人，他具有完备的喜、怒、忧、思、悲、恐、惊。这七情是人类特有的，而且这种情志活动是任何简单或者高级的动物都无法比拟、代替不了的。

一是勤动脑体不动心。

《黄帝内经》讲得很清楚，"虚邪贼风，避之有时。"意为你要和自然形成一种和谐；第二句话是"恬淡虚无，真气从之。"很多人说，能恬淡虚无吗？我说，恬淡虚无并不是让你不想事呀，恬淡虚无的本质是勤动脑、体，不动心。脑是"用"的首领，四肢是"用"的工具。中医学把人的生命活动分成体和用两部分，《黄帝内经》讲"头为诸阳之会，四肢为诸阳之本""阳气者若天与日"。阳气就得动，不动就要老化。但是五脏藏精而不泻，心不能动，心要一动五内俱焚。

很多人会说，中医一点也不科学，西医说思维都是用脑的。我们中国文字中，思想的"思"字是个什么字呢？上面不是"田"字，是囟门的"囟"字。上面是"囟"，下面是心，你所有的情绪变化一定是脑和心的有机结合。当你特别难受的时候，首先感觉是心堵得慌。如果是心堵得慌，那就是动心了。

老子说"无为则无不为"，"无为"其实是无不为。很多人以为老子说的"无为"是不做事，其实是把老子这句话想得太简单了。老子《道德经》中讲的是规律，是道，讲天地人的规律是从哪儿来，六合以内到底是怎么回事？"无为"其实是：无妄为，则无不为。按照规律做事叫不妄为，不按规律做事，就叫妄为。

老子说："人法地，地法天，天法道，道法自然。"人是长在地上的，就不可能离开地的生、长、壮、老、已的规律。地上的一切生物都具备这种规律。"地法天"，地球上所有的气候变化都取决于天。天是太阳、月亮、二十八星宿。我们中国人为什么那么注重"六十"？不是你对六十有特殊的偏爱。中国人在计算历法的时候，用的是六十甲子。甲子不仅仅是时间概念，它更是一个时间空间高度浓缩的概念。二十八星宿包括太阳和月亮，二十八星宿每60年有一次准周期的变化，天上这些星宿的不同位置决定了地球上物候的不同变化，所以我们祖先把它总结成五运六气。2003年癸未年发生了SARS，我查了一下，1943年也是癸未年，北京霍乱流行。霍乱也属于湿的一种，它和SARS既有共性，又与SARS不完全一样。这说明，我们的祖先在总结这些规律的时候不是胡编出来的。

老子说："道法自然。"自然是什么？是自然的力量。做任何一件事情，我当医生，你当记者，他经商……各件事都有它自己的规律。让你勤动脑体不动心的时候，这个脑子不是想你怎么发财，是思考你要做的事情在某个规律上处在哪个点上。它是春天还是秋天呢？如果它是春天，就不要希望明天就结果，要等到秋天。这样做看似无为，实有为。

你非要从春天一下就蹦到秋天去，那叫看似有为，实无为，什么也做不了。所以不管你压力多大，从事什么工作，要想保持这种情志，就一定要认认真真地去把握你所做的这件事的规律。

二是恬淡虚无，真气从之。

人是哭着生下来，笑着离开世界的。人一死，气散了，所有的皱纹都展开了。生下的时候攥着拳头，走的时候撒手人寰，所以人的一生就是从哭到笑的一生。生下来笑着的小孩活不了，撒着手的小孩也活不了。那你就不要怕苦，不要怕累。让你攥着拳头干吗？就是要干活的，而你所挣到的钱就像你手上的油腻，天天洗，天天来。人要想保持一种平静的心态，"近人事智于圆而行于方"，考虑得尽量全面，处理得尽量果断。谋事在人，成事在天。你每天躺在床上想，敢与天地日月同辉，马上就坦然了。如果你心里老想着，明天怎么办呢，那你就要动心了。

现代社会工作节奏越来越快，弄得很多人疲惫不堪，处于亚健康状态，一想起上班就头疼。这说明他对自己的工作已经厌倦了，这是一种很危险的信号，所以一定要学会调情志。要想真正把情志调好，必须做到"恬淡虚无，真气从之"。让脑经常处在一种放松的状态，智慧就来了。你考试的时候，如果脑一紧张，会的全忘了；当脑子一轻松，什么题都想起来了。如果能使自己的心态处在一种稳定的状态，就能做到"阴平阳秘，精神乃至"。

中医养生治病的方法就是打通

没有经过整合训练的人是一盘散沙，是处于四分五裂的小我状态。小我是疾病的根，要解除人类的疾病，就得先消除小我，消除二分性，拓展包容性，发展关联性。观想是通向合一的重要道路之一。

分裂是长期的普通的，就算我们知道疾病之根是不能实现天人合一，但要做到的确不是一件容易的事。由此可见，几千年来，人类走过的路，走过的分裂之路，在今天要走向关联合一，会是多么的有难度。我们都是走向了一条错觉不煌、断幻灭的道路，一个又一个错觉从我们身上剥离，直到最后我们能拥有真理，见到实相。

平时，我们只训练了分裂、竞争力，我们一睁开眼睛，就看到了二分性、三分性、无穷分裂性，我们对斗争有瘾，几个人本来好好的，一组成团队后，竞争、斗争立马出现了。

平时，我们都会以科学逻辑思维看待世界，我们可以在成千上万个领域中探索对立性，可是每一种研究都是各自孤立和脱节的。

而正确的方法却是要以爱的眼光来看待世界。在爱中，我们才开始打开自己的界限，让某种界限外的东西进来，通常称这种界限为"我"，我以外的所有事物为"你"，为"非我"。在爱中，这个界限被打开，让"你"得以进来，并成为"我"的一部分。我们要十分清楚：爱——生，恨——死。

如呼吸的真正意义是使我们不至于完全与自我割离，不会因为"我"的界限完全无法穿透而封闭自我。无论我们如何将自我封闭起来，呼吸都迫使我们与"非"我联结。因此，呼吸与"接触"和"关系"有关。

癌症这种疾病大量出现，其实并不再是个人现象了，这种病表现出当代集体（人类）的处境，在我们身体中进行的癌症，正是我们在生活中努力做的事。我们这个时代的特征是轻率的扩张，残酷的竞争，无情地将自己的目标和利益推升到极限，在每个地方建立自己的利益，表现得好像只有我们自己的理念和目标才算数，而操纵其他人来满足自己的利益。我们整个人生与癌细胞完全一样，如此快速扩张使我们遇到供给不足的问题。人类的绝大多数行为正是地球的癌症，日长此下去，结局就是死亡。不是某个人得癌症，而是人类目前已在癌变，人类已是癌症。

癌症最大的障碍就是"我"和"团体"的对立，它只看到"二选一"的可能，所以不顾环境坚持自己的生存，最后却发现自己其实是时时刻刻依赖环境的，只可惜为时已晚。它不认识更大，包罗万有的关系宇宙，它只在为自己的小圈子膨胀而斗争，为小我而斗争。强行将"我"从"大我"从关系宇宙中分割出来，因此，努力将自我孤立，最后因缺失能量而枯萎死亡。

小我一旦从整体中划分出来,那么就逃不了死亡的命运。鱼只有在水中才能生存,一滴水只有回到大海才不会干涸。小我虽然在本质上无法真正与关系宇宙脱节,但能够在大脑观念上与关系宇宙脱节,但能够在大脑观念上与关系宇宙脱节,从而导致小我与大我的战斗,这显然是错误的,是没有好结果的,有限永远斗不过无限的。

中医养性长寿"四要"

一要健身怡神。

经常运动是生理健康之本。经常运动锻炼可使体魄健壮,增强心肺功能的储备,促进新陈代谢,使免疫功能旺盛,精力充沛,情绪稳定,思维敏捷,反应灵活,有利于减少疾病,延缓衰老。但运动必须遵守循序渐进的原则,要因人、因时、因地而异。要根据自己的年龄、体质、健康状况等,选择适宜自己身体状况的锻炼形式。如散步、快走、慢跑、游泳、跳舞、健身操、球类等项目,量力而行,不可过度。可选择我国独特的民族体育项目——武术或道家养生功。如,以静为主的静功及桩功;以柔为形的拳功(太极拳、剑),动静相兼的动功。它们都是强调自然,注重养气,阴阳合顺,天人合一,内外双修。在行拳用劲上,强调中正、安舒、慢柔、轻匀;在部位要领上规定顶悬、含胸、舒腹、活腰、圆裆、敛臀;在精神上则"内宜沉稳,神情内敛"。这独特的要求正是与大自然合拍同韵的表现。

另外,如"鸣天鼓""浴面梳头""揉涌泉""按合谷""压足三里""摩肚脐""摄谷道"(肛门收缩)、"赤龙搅海"(咽津养生)、"气沉丹田"(腹式呼吸)等等,类似这样的功法有很多。这些古老的功法,看似简单,都讲究动静结合,内外兼修,是先辈们养生的结晶,只要坚持炼养,终究都会受益。

二要开拓胸怀。

人生旅途,不论是顺境还是逆境,是坦途还是"暗礁",若都能报以乐观态度,则可保持身体健康的基础不动摇。孔子说:"乐以忘忧,不知老之将至。"古诗云:"一儒一道一释流,三子各话万千秋,到底说了什么话?一字真言笑不休。"又云:"神仙伎俩无多子,只生欢乐不生愁。"这是保持情绪欢快,开拓宽广胸怀的基本条件。

生活中必须要分清什么是大事,什么是小事。胸怀狭隘的人常为生活琐事而烦恼,不可自拔,这是贻害自己的愚蠢做法。古人说:"君子所取者远,则必有所待;所就者大,则必有所忍。"要保持高尚的情操,从容镇定的心态和远大的抱负,对未来充满信心,保持愉悦心态。现代医学研究表明,衰老最先发生在神经系统。知足者常乐和昂扬向上的心理,可以提高免疫系统,加强内分泌功能,增强抗感染和抗癌能力,延缓衰老。因此,做到达观,畅怀,就能有"海量",有"云水襟怀,松柏气节"。古人云"厚德载物"也是这个道理。乐观对待一切事物,保持最佳心理状态,是健康长寿的重要精神支柱。

三要有生活的信念。

第一,建立生命的信念。人体生命科学早已论证人体机能可以持续120年。你打算要活多少年,必须积极地争取。相反,时常有未老先衰的感觉,过得不满足,整天抑郁不安,总觉得自己快不行了,快死了,也许死亡真来得早些。这不是唯心论,而是精神作用。很多例子足以证明,常常忧虑、恐惧地预感到自己生命即将结束,结果死亡过早地来临。自杀,就是一种最好的证明。所以,必须克服各种对自己生命消极的想法,要有老而不衰之感,要老有所为,越活越年轻,更不能得过且过,要有意识地安排自己生命的计划,过充实的生活。不要每天如度末日那样活着,要把每天的生活看作新的开端。

第二,树立正确的人生观。古人云:"大修养人私欲净尽,心境空明,更无阴气足以覆盖,常在定中,智心湛然,永断睡相,此圣境也。"我们在追求这种精神上的健康和享受生活的同时,要把个人名利看得轻一些,把国家和人民的利益看得重一些,多为周围的人做实事,为大家做好事,多为社会做贡献。如此,必然心地坦荡,精神高尚,也必定会给你带来精神上的愉悦和身体上的健康。

四要清静放心。

"天清地静可长久，神清心静可长寿"。"致虚极，守静笃"。"躁胜寒，静胜热，清净为天下正"（《老子》第十六章）。《庄子·刻意》中进一步阐明"清静"就是"平易恬淡"，"纯粹而不杂，静一而不变"。庄子把养生分为养形与养神两个方面，而且要做到"形神不亏"，关键在于清静。成玄英认为，"静是长生之本，躁是死亡之原"，"静则无为，躁则有欲，有欲生死，无为长存"（《道德经疏》）。司马承祯认为，"心者一身之主，百神之师，静则生慧，动则成昏"（《坐忘论》）。故他主张去动守静，并提出"收心离境，住无所有，不着一物，自入虚无，心乃合道"。《坐忘论》的修炼方法认为，通过修心内养而达到心静无物，万虑皆遗的境界，自然而然就可以长生久视成仙了。

古人所说的清静又包括两个方面，一是所处环境的幽僻雅静，二是心理状态的宁静恬淡。

"结庐在人境，而无车马喧……采菊东篱下，悠然见南山。山气日夕佳，飞鸟相与还。此中有真意，欲辩已无言。"这是晋代诗人陶渊明对远离尘嚣，恬静安谧的生活环境及精神境界的描写。

寻求宁静的环境，其实就是为避免心理遭受外界的种种刺激。今天，在喧闹的城市中，嘈杂的人声与车声，摩天大楼的阴影，以及犹如潮涌的信息，使人们的心理终日处于紧张状态之中，失去了应有的宁静，致使心理积劳成疾。由此，足以证明古人清静养生之法是有道理的。

当然，古人清静养生法的核心不单是指外在的环境，更重要的是指内在的心理态势，内心虚静恬淡，这才是真正的清静。

如何求得心理的泰然自若，虚静闲适呢？《淮南子·精神训》提出三个字"省嗜欲"。庄子指出，"少私寡欲"。三国时期文学家嵇康在《养生论》中这样写道："清虚静泰，少私寡欲。旷然无忧患，寂然无思虑。"古人还说："酒色财气四道墙，人人都在里边藏，若能跳出墙外去，不是神仙也寿长。""私"为百病之根，万恶之源。私欲熏心，斤斤计较，患得患失，以致神劳精亏，积怨成疾。"欲"不可绝，亦不可纵，纵欲必招祸染病。寡欲，自然安分图志，昂然自得。对功名利禄，荣誉地位之类淡然处之，不孜孜以求，不为之奔波劳碌，正所谓"先正其心，不乱求，不贪欲，则无心病矣"。

中医调神清心的四个原则

关于"清心养生"的思想，《黄帝内经·素问》开宗明义地写道："其知道者，法于阴阳，和于术数，食饮有节，起居有常，不妄作劳，故能形与神俱，而尽终其天年，度百岁乃去。"此外，在其他医家的思想中也有着广泛的论述，概其养生要则可归结为调神清心。

一是精神内守。养生的目的之一是使个人达到内部环境的协调与统一，而做到这一步，内守是十分重要的。对此，《养生论》作了详细的阐述："修性以保神，安心以全身，爱憎不栖于情，忧喜不留于意，泊然无感而体气和平。又呼吸吐纳，服食养身，使形神相亲，表里俱济也。"可见，通过修性调情、呼吸吐纳可以做到精神内守、心神凝定。

二是慎诫劳神。《俦世新编·养心说》主张："未事不可先迎，遇事不可过忧，既事不可留住，听其自乐，应以自然，任其自去。此养生之法也。"这是告诫人们要正确对待生活中遇到的各种问题，既不为非原则的无端琐事而忧虑焦躁，也不为一时得失而牵肠挂肚。如果经常焦躁不安，患得患失，便会伤神毁志，损精耗气而亡神。正如《彭祖摄生养性论》说："汲汲而欲，神则烦；切切所思，神则败。"心神泰然，则气和志达，气机畅疏，血脉和利，乐无病生。

三是和畅性情。《彭祖摄生养性论》说："积忧不已则魂神伤矣，愤怒不已则魄神散矣。喜怒过多，神不归室。憎爱无定，神不守形。"从这个意义上讲，只有消除有害的情志，创造良好的心境，才有益于人的心身健康，而这也就是"和畅性情"的内涵。

四是寄托精神。《寿亲养老新书》说："凡人平生为性，各有所嗜之事，见即喜之。"故而发展兴趣爱好是消除孤僻郁闷的好办法。有好琴棋者，有好书画者，有好古玩者，有好花木者，各以嗜好寻求，自得其乐。充实的业余生活，精神有了寄托，能"乐以忘忧"。闲暇之时，到大自然中去欣赏飞瀑流泉、奇峰怪石、绿树修竹、虫吟鸟鸣，能使人心旷神怡。良好的心身状态，有益于机体与自然相和谐，这对提高生命质量，增强生命活力，养神添寿颇为有益。

中医养生调神养生法——正、清、和

文怀沙概括中国传统文化精髓：正、清、和。他说："我写了一部书，全文只有三个字：正、清、和；注解27个字：孔子尚正气，老子尚清气、释家尚和气，东方大道岂在弘扬斯三气也？"大师以此概括中国传统文化的精髓。

文怀沙先生是参加第11届广州（黄埔）国际诗人笔会特邀嘉宾。今年已96岁高龄的文老，鹤发童颜，银须飘飘。在两个小时的采访中，毫无倦意，出诗入史，引经据典，思接千载，心骛八极，谈兴浓处，以古汉语音韵，或吟咏屈赋名句，或高颂唐诗宋词。话传统，言人生，豁达智慧，妙趣横生，妙语连珠。

正清和涵盖真善美。

在文老看来，"正""清""和"三字分别代表了儒家、道家、佛教（释家）三家思想的核心。俯仰无愧于心，谓之正，正心加上修身，就是内心健康与身体健康的结合。由此出发，家睦（齐家）爱国（平天下）："这就是自爱，一个不自爱的人，能够爱他人、爱国家吗？"

文老认为，正、清、和的对立面就是邪、浊、戾。崇尚正、清、和，就是把生命的过程活得更正（真）一点，更清（善）一点，更和（美）一点。"正、清、和可以涵盖真、善、美，但又不完全是真、善、美，因为在生活中存在过不能并存的真与善，某种情况下，真与善可以势不两立。"

活了将近一个世纪的老人阐述了他的人生观，个体主观与客体外在世界的对立中，不可能尽如人意，努力了，但求无愧于心，"外面下大雨，内心深处也应惠风和畅。"

历代养生家把调养精神作为养生寿老之本法，防病治病之良药，《淮南子》说："神清志平，百节皆宁，养性之本也；肥肌肤，充肠腹，供嗜欲，养性之末也。"《素问·上古天真论》言："精神内守，病安从来？"说明"养生贵乎养神"，不懂得养神之重要，单靠饮食营养、药物滋补，是难以达到健康长寿目的的。由于人的精神活动是在"心神"的主导作用下，脏腑功能活动与外界环境相适应的综合反应，所以精神调摄必然涉及多方面的问题。调神之法概括起来可有：清静养神、立志正心、和气乐观等三方面。

一是清静养神。

清静，是指精神情志保持淡泊宁静的状态。因神气清净而无杂念，可达真气内存，心神平安的目的。此处之"清静"是指思想清静，即心神之静。心神不用不动固然属静，但动而不妄动，用之不过，专而不乱，同样属于"静"。我们提倡的思想清静主要是思想专一，排除杂念，不见异思迁，想入非非，而是要思想安定，专心致志地从事各项工作、学习。

二是立志正心。

正确的精神调养，必须要有正确的人生观。只有对生活充满信心，有目标、有追求的人，才能很好地进行道德风貌的修养和精神调摄，更好地促进身心健康。

从生理上来讲，道德高尚，光明磊落，性格豁达，心理宁静，有利于神志安定，气血调和，人体生理功能正常而有规律地进行，精神饱满，形体健壮。这说明养德可以养气，养神，使"形与神俱"，健康长寿。正如《素问·上古天真论》言："内无思想之患，以恬愉为务，以自得为功，形体不敝，精神不散，亦可以百数"。现代养生实践证明，注意道德修养，塑造美好的心灵，助人为乐，养成健康高尚的生活情趣，获得巨大的精神满足，是保证身心健康的重要措施。

三是和气乐观。

和气开朗，精神乐观是健身的要素、长寿的法宝，这是人所共知的常理。

要想永保乐观的情绪，首先要培养开朗的性格，因为乐观的情绪与开朗的性格是密切相关的。心胸宽广，精神才能愉快。其次，对于名利和享受，要培养"知足常乐"的思想，要体会"比上不足，比下有余"的道理，这样可以感到生活和心理上的满足。再次，培养幽默风趣感，幽默的直接效果是产生笑意。现代科学研究已证明，笑是一种独特的运动方式，它可以调节人体的心理活动，促进生理功能，改善生活环境，使人养成无忧无虑，开朗乐观的性格，让生命充满青春的活力。

第五章

解读生命本质——气化天地+气化人+养气

一、生命进化的原材料、动力和展开的特征

跳出中医看生命

学医不高,必难成为大师;学医不博,必不能海纳百川;学医不深,必不能救人水火。养生治病必先就于本,乃坚守不移之法则,不知病之所在,模棱两可而治之,病未必除命先尽矣。人之有本,正如树之有根,水之有源,一旦犯病,要从两个方面认识疾病,先天之本在于肾,后天之本在于脾,先天之本是父母给的,后天之本是靠自己调养的,故肾为生气之源,脾为运化之主。这两者之间,肾又为五脏之根本,由此可知,肾就是本中之本了。中医治病,无论是祛邪,还是扶正,总目的就一个——固本培元,都是为了恢复和充足元气。元气即肾气和胃气。至于谁先谁后,都是手段,都得临阵取机。对于一般疾病,可以直接祛邪,对于病危之人,必先救肾气,保胃气,而后再慢慢祛邪气。

说一千,道一万,就是在强调——我们必须全面、系统地认识中医,认识生命;必须花大气力、下苦功夫不可!

要想救治一条生命,必须要对生命有更多的了解,正如要修理好一台奔驰,你得先对奔驰车的内部结构有所了解,甚至是十分了解,了解到不同的零件坏了你都能听出不同的声音,此时,你就成了一名合格的修理师,你就能修好那台出了毛病的奔驰了。同样,要想成为真正的国医大师,要想能对别人的养生治病有所指点和帮助,首先要了解的是生命。

中医为什么要认识生命?

医学是完善生命、保护生命的科学,怎么能不研究生命呢?人有生死寿夭,这是为什么?天有风寒暑湿燥火伤于外,人有喜怒忧思伤于内,病有正邪盛衰进退的变化,这又是因为什么?生命从哪儿来的?人

第五章　解读生命本质——气化天地＋气化人＋养气

为什么会生病？病是怎样治愈的？人能不能不生病？人能不能青春永驻、返老还童？人如何健康长寿？所有这些问题，都是医学家终生研究的课题。这些生命现象内含的本质是什么？中医从两千五百年前便开始研究了。

什么是生命？这是每一位中医师都应彻底了解的。但迄今为止，以人类目前的智力是并没有了解什么是生命的。不了解怎么来的，又谈什么救死扶伤呢？

这是困扰所有想拯救生命者的首要难题，当然也困扰了我多少年。我从医八十年来，经常在夜深人静时会思考到——生命是什么。

中医虽然讲生命是气化而生，这种说法太抽象，气是什么？气又是怎么化生万物，而后化生出生命的呢？也就是说中医对生命的诞生只是简单的作了宏观描述，男女合化生出下一代新人。

中医养生治病目前的理、法、方、药，主要是围绕阴阳两个对立要素展开的。也就是说，中医养生治病的方方面面都离不开阴阳，理是讲阴阳运动的，法是关于阴阳平衡的法，处方是调阴阳平衡的，药是实现阴阳平衡的。

一句话，传统中医养生治病的核心就是平衡阴阳。阴阳平衡人身健康，阴阳失衡人体生病，阴阳离决人体死亡。

人是阴阳的产物，中医用调阴阳来养生治病并没有错。只是我觉得宇宙除了阴阳理论之外，肯定还有许多与生命息息相关的其他原理、真理。

我认为，正因为我们目前的中医只把握了阴阳平衡治病原理，故还有许多病中医师都没法治好，甚至许多"国医大师"自己都治不好自己的病。我本人也经常为治不好许多疾病而苦恼。

我有时在想，中医要想更好地为人类服务，也许应该在追求真理和实事求是上跳出整体辩证思维这种思维方式，去大胆假设，去探寻其他的真理。

下面是我跳出中医整体辩证世界观的几点思考，其目的是想完善天人合一整体世界观、养生观、治病观，以发现整体辩证治病以外的其他方法去救治更多的病人。

生命是进化的产物

不讲进化，就谈不好生命；不谈进化，就不要谈生命。就目前对生命来源的假设有许多理论，比较可信的是大爆炸理论，此理论说目前的宇宙是来源于一个奇点的大爆炸，这次大爆炸发生在145亿年前。至于此次大爆炸之前的那个奇点是怎么来的，人类的高科技仍然一无所知。

但有一点是可以肯定的，宇宙从诞生到现今，都在一直进化着。根据最先进的科学推测，宇宙的生命才处于青少年时期，宇宙的发展、成熟期都还有相当漫长的进化之路要走。到目前为止，人类才进化了600万年左右，就已聪明到如此地步，若再进化百万年、几千万年，人类的未来将肯定是十分神奇。许多人说，宇宙中许多物种已经退化消失了，说明宇宙的主体并非全是进化，还有退化。这话并不错。宇宙也是有生命周期的，正如人一样，在成长期是以进化为主导、退化为次要；在成熟期，是进化与退化持平衡态；在衰退死亡期，是以退化坍缩为主导，以进化为次要。

今天，宇宙正处在上升阶段，还有十分漫长的成长期，因此，目前还是以膨胀为主体，以进化为主导，以充满朝气为生成状态。进化中为何还要有退化呢？正如母亲为子女的诞生而耗尽心血一样，宇宙中的任何一个成长进化物，都是以其他几个存在物的耗尽、退化为基础的，守恒定律是普适定律，宇宙中以牺牲自己的方式而促使它物进化是一种普遍现象。如超新星大爆炸，毁灭了自己，却为产生恒星创造了条件；太阳热扩散，为地球生命的诞生和进化耗去了自己的能源；鲑鱼游行千万里到理想的河床上，为了子孙的繁衍而主动赴死。这一幕幕可歌可泣而又绚丽非凡、悲壮而又充满希望、新奇的场面和过程，道出了协同进化的必然。

生命从原子、电子的关系运动，一路高歌，终于进化到了目前的最高层次——人类，这种明显的方向性层次是偶然，还是必然？

我想是必然的。

那么，中医养生治病要不要思考宇宙进化这一核心要素呢？我想也应该思考。如果只谈辨证养生治病，只有阴阳平衡法一种方法，那么，至少就排除了生命中最核心最明显的层次法养生治病。

我在几十年的养生治病中，经常看到有许多病是只要提升境界，提升个人修养层次就能治好，这样的病人我也治好了无数例。

层次提升法升级法为什么能治病？其治病原理是什么，我对此进行了几十年的思考，将在下文中重点讲述。

进化的原材料是什么

中医讲气，宇宙一切生命形态，都是源于气。当然此气非一般的分子、电子，而是一个超级气场。气在运动中由于各自的运行特征逐渐个性化，于是分出了阴阳，即道生一，一生二。阴阳二气和合，冲气以为和，接着又生出了三，且新生的三与旧的万物相互和合，又化生了万物。

在中国古代哲学范畴中，气是存在于宇宙中的运行不息，且无形可见的极细微物质，是构成宇宙万物的本原或本体；气自身的运动变化，推动着宇宙万物的发生发展与变化。当代哲学家张岱年先生认为，气是最细微最流动的物质，以气解释宇宙，即以最细微最流动的物质为一切之根本。

人体当然是由气构成的，人体之气的层次结构：

人体内有各种各样的气，如元气、宗气、营气、卫气、五脏六腑之气、经络之气等，它们各处于人体气理论结构的不同层次。

人身之气，又称一身之气，是人体内之气理论结构的最高层次，一般简称"气"。所谓一身之气，即运行于人体内各处而推动各脏腑组织器官的功能活动，推动精、血、津液的运行、输布、代谢的极精微物质，其生成来源有三：一是禀受于父母的先天之精所化之气，即元气，又称真气，先天之气，二是由脾胃化生的水谷之精所化之气，即谷气，又称后天之气；三是由肺吸入的自然界清气。谷气与自然界之清气在肺中相结合为宗气，积于胸中气海。宗气与元气再结合为一身之气。一身之气分布于人体内的不同部位，则分化为不同名称的气。而不同部位的气，有其各自的运动形式和功能特点。

元气、宗气、营气、卫气为人体之气理论结构的第二层次。元气，是人体内的最根本、最重要的气。之所以说它最重要，是因为它由禀受于父母的先天之精所化，是人体生命活动的原动力，既能推动人体的生长、发育与生殖，又能推动人体各脏腑组织器官的功能，还能在保卫机体和抗衰老方面起非常重要的作用。但此元气仅是一身之气的一个重要组成部分，不能替代一身之气而成为人体之气的最高层次。

有专家说，将人体内的元气与古代哲学中"元气一元论"的元气相比较，则可发现两元气在概念上的区别："元气一元论"的元气，是宇宙中一切事物的构成本原，它的运动变化，推动着宇宙万物的发生发展与变化；人体内的元气，又作"原气"，出于《难经》，意即人体内由先天之精所化的原始之气，既不能生成人体的脏腑组织器官，又不能直接凝聚成精、血、津液等有形物质，只能起推动脏腑功能、推动人体的生长发育与生殖等功能。因此，人体内的元气与古代哲学中的元气在概念上是有明显不同的，决不能以古代哲学的"元气一元论"来阐释人体内的元气。以"气本一元说"来论述人体之气，也是值得认真商榷的；而以"气本一气说"来说明人体诸气皆本于一身之气，则是应该倡导的。

宗气与元气处于同一层次，元气是先天之气，宗气是后天之气。宗气又称"大气"，由肺吸入的自然界清气与脾胃化生的水谷之精所化之气相结合而成。宗气与元气合为一身之气，宗气生成的充足与否，直接关系到一身之气的盛衰。宗气积于胸中气海，推动心肺的功能，即所谓上出息道以司呼吸，贯注心脉以行血气，与人的呼吸、声音、心搏、运动密切相关。

营气与卫气也是一身之气的分化，与元气、宗气处于同一层次。如果说元气和宗气是以其生成之源来命名，那么营气与卫气是以其分布于全身血脉之内外而为一身之气的区分。因此，营卫二气不仅为水谷之精所化生，而且还应含有先天元气及后天宗气的成分，故有"营出中焦，卫出下焦"之说。营气行于脉中，卫气行于脉外。营气有营养和化血的作用，卫气有温养和保卫的作用。二者谐和，则阴阳和调，卫外固密，气血畅达，昼精夜瞑。

脏腑之气也是一身之气的分化。由于一身之气主要由先天之精、后天之精所化之气与肺吸入的自然界清气合化而成，而先天之精和后天之精又分别藏于脏腑之中而成脏腑之精，故脏腑之气实由其相应的脏腑之精来化生。如心气由心精化生，肾气由肾精化生。其他脏腑之气的化生，以此类推。

因此，脏腑之气比元气、宗气又低一个层次，但其中也应含有元气、谷气及吸入的清气的成分。

脏腑之气因其所在的部位不同，构成成分有异，而具有相对特异的运动趋向和功能。只是由于肾藏先天之精，为生命之源，故特别强调肾精、肾气在人体生命活动中的重要意义，但决不能因此而忽略了其他脏腑之精和脏腑之气的存在。

通天下一气耳——"气"是宇宙万物的本原

中国古人认为，气是构成世界的本原。气是运动变化的，世界万物的变化，本质是气的变化。即：一气流行，化成天下。气充塞宇宙，天地万物皆气化而生，亦气化而灭，生生灭灭，无有终始。

《黄帝内经》接受了我国古代唯物的气一元论的哲学思想，将人看作整个物质世界的一部分，宇宙万物皆是由其原初物质"气"形成的。在"人与天地相参""与日月相应"的观念指导下，形成"天人同构"的世界观，将人与自然紧密地联系在一起。人一切正常的生理活动和病理变化与整个自然界是息息相关的。

如同老子所说："有物混成，先天地生。寂兮寥兮，独立而不改，周行而不殆，可以为天下母""道之为物，惟恍惟惚""其上不皦，其下不昧""视之不见名曰夷，听之不闻名曰希，搏之不得名曰微"，这都是在说构成世界的原初物质——形而上者的"道"。

精气流动不息，弃塞于天空、深渊、高山、大海之间；精气的结合，产生宇宙万物，也产生人。"凡人之生也，天出其精，地出其形，合此以为人。"精是什么呢？"精也者，气之精者也。"精即精气，就是一种精细的气，与之相对是"形气"，即是一种粗糙之气。有精气然后才有人的生命。有生命然后有思想和智慧，精神不是物质的一种属性，精神本身也是一种物质——气，或者可称为神气！

《庄子·知北游》也说到气："人之生，气之聚也，聚则为生，散则为死……故曰通天下一气耳。"当然，还可加上孟子所谓的"浩然之气"。

《黄帝内经》将这些学说融会贯通，集其大成，也认为"气"是宇宙万物的本原。在天地未形成之先便有了气，充满太虚而运行不止，然后才生成宇宙万物。在宇宙形成之先，就是太虚。太虚之中充满着本元之气，这些气便是天地万物化生的开始。由于气的运动，从此便有了星河、七曜，有了阴阳寒暑，有了万物。阴阳五行的运动，总统着大地的运动变化和万物的发生与发展。

气的"升降出入"——气化是万物运动变化的基本形式

包括生命在内的万物都是物质运动的形式，是气的聚、散、离、合运动的结果。在《黄帝内经》里进一步指出物质运动的基本形式是"升降出入"。《黄帝内经》说："成败倚伏生乎动，动而不已，则变作矣。出入废，则神机化灭；升降息，则气立孤危。故非出入，则无以生长壮老已；非升降，则无以生长化收藏。是以升降出入，无器不有。故器者生化之宇，器散则分之，生化息矣。故无不出入，无不升降。"凡有形之物称为器，器是升降出入运动生化之宇。任何事物都不能脱离时间、空间而存在，也不能不与其周围事物联系而孤立，所以一旦升降出入的运动息止了，事物也就神机化灭，气立孤危了。

这里非常清楚地说明了生命活动的基本形式是"升降出入"，如果这种升降出入的运动一旦停止，生命也就不存在了。

对于人体而言，升降出入运动，是气化功能的基本形式，也是脏腑经络。阴阳气血矛盾运动的基本过程。因此，在生理上，人体脏腑经络的功能活动，无不依赖于气机的升降出入，如肺的宣发与肃降，脾的升清与降浊，心肾的阴阳相交、水火既济，都是气机升降出入运动的具体体现。

由于气机的升降出入，关系到脏腑经络、气血阴阳等各个方面的功能活动，所以升降失常，可波及五脏六腑、表里内外、四肢九窍，而发生种种病理变化、如肺失宣降的胸闷咳喘，胃失和降的嗳腐呕恶，脾不升清的便溏腹泻等，都是指升降失常的病变而言。

人之生，气之聚也；聚则为生，散则为死

中医对于生命的认识，其实也是中国文化对于生命的认识。中国传统文化中虽然也有一些譬如女娲造人的神话传说，但从根本上来讲，中国的整体文化，包括中医在内，没有关于生命是神造的或者是神赋予的这样一种观念，而是认为生命来源于天地之气。天地之元气是生命的本源。

庄子就讲过，"通天下一气耳"。天下都是一种"气"。"人之生，气之聚也；聚则为生，散则为死"（《庄子·知北游》）。人的存在就是气的集聚，气聚就是生，气散就是死。

所以，中国的整个思想体系中都认为生命就是"气"的生成。具体来讲，可以说是精气和浊气的结合，浊气形成人的形体，精气成为人们精神活动的来源。实际上，精气在某种程度上，也是指一个人的生命力。因此精气和浊气二者缺一不可，要形神相结合，才会有一个生命体的产生和存在。

东汉时期著名的哲学家王充说："天地合气，物偶自生，犹夫妇合气，子自生矣。"天地阴阳之气相合，就产生了万物。人也完全是一个自然的产物。

历代的思想家、医学家都强调气的根本性，指出生命如果离开了气，就会结束。董仲舒在《春秋繁露》中就讲道：

"民皆知爱其衣食，而不爱其天气。天气之于人，重于衣食。衣食

尽，尚犹有闲，气尽而立终。"

人们都知道珍惜他们的衣服和食物，却不爱"天气"，这个"天气"指的就是人秉承着的元气。"天气"对于人来讲，比衣食要重要得多。衣服穿坏了，食物吃光了，这都没有关系，可以想办法再找。但气如果尽了的话，那马上就死了。所以气对于生命来讲是十分重要的。

中医最重要的经典《黄帝内经》中也讲道："天覆地载，万物悉备。莫贵于人，人以天地之气生，四时之法成。"认为人禀受了天地之气而生，应当按照四时运行的规律生存。

中医常常讲先天、后天。人在出生之前，是秉承天地之气而孕育，这时的气对于这个人来讲就是先天之气。而生下来之后，又无时无刻不在呼吸，这就是后天之气。所以人就有先天之气跟后天之气，而后天之气又不断地在补充先天之气。中医认为生命就是先天之气和后天之气的结合。气盛，生命就旺盛；气衰，生命就衰竭，如果气尽的话，那么这个人就死了。

所以，"气"可以说是中医理论的一个根本出发点。

支撑每个人生命的三种气

《黄帝内经》中也讲到，气有三个含义。

第一个含义是清气，就是空气。这个很容易理解。

第二种含义是什么呢？我们知道，"气"的繁体字是气下面加一个"米"字。它说明了"气"含有水谷之气的意思，这种气是给我们身体增加能量的，你不吃饭，就会气不足。

《山海经》中提到了一种动物，青色的毛，红色的脚，只有一条腿，它有一个特点是只吃气，其他东西不吃。这就给我们后人的养生创造了"辟谷"这一理论。什么叫辟谷？就是不吃饭只吃气。这种生存方式可以锻炼人体的生存机能。那么它可以起到什么作用呢？可以起到排毒、瘦身的作用。不过，我们现代人讲养生，可以通过排毒，可以通过调理气息，但没有必要一点都不进食。不进食的话对我们身体来说会有不良的影响。

所以，对于"辟谷"，我认为还应该辩证地看待。我们古代道家有"食气功"的养生方法，就是吞咽这个气，叫作吞日精和月精，那就是在太阳刚刚初升的时候一次，日中时候一次，日落时候一次，共三次。我们面对日光做深呼吸，同时把这个日光中的气叫作日精，可以增加我们身体的阳气。

第三气就是藏于肾精的这种气，就是元气，它和肾精有密切关系。因为这种气是化于精，而精是藏于肾的。

古代"气"字也写作"炁"。它是"无"下边加四点水。这说明，"气"是从"无"中而来，是先天而来、与生俱来的。它不像空气、水谷之气通过后天的呼吸、饮食而得来的。

这种气和精有密切的关系，它对于人体来说就像个火种，所以要节约使用，这个气你要用完了，那么你的肾阳就会虚，命门就会衰，你的生命之火也将熄灭。所以，关于肾精的这个气，我们一定要保养。

阳气的强弱决定着我们生命的盛衰

中医对生命的认识有这样几个重要的概念：形、神、气、器、升降出入。中医认为，生命是形与神的统一体，具体表现为"气"在"器"内的升降出入。"器散"和"出入废、升降息"都会导致生命的停止。

中医生命观最大的特点是把生命活动概括为"气"在"器"内的升降出入。所以，中医的生命观认为，人体就是一个大的整体系统，这个系统通过气的升降出入运动来维持自身的相对稳定。

"故能形与神俱，而尽终其天年，度百岁乃去。"（《素问·上古天真论》）

"故治病者，必明天道地理，阴阳更胜，气之先后，人之寿夭，生化之期，乃可以知人之形气矣。"（《素问·五常政大论》）

"出入废，则神机化灭，升降息，则气立孤危。故非出入，则无以生长壮老已；非升降，则无以生长化收藏，是以升降出入无器不有。故器者，生化之宇，器散则分之，生化息矣。"（《素问·六微旨大论》）

阴和阳是《易经》中的核心理论、《易经》哲学的要害，也是易经的至宝。《易经》里面，有很大部分都是在讲运动、在讨论阴阳的关系。

《易经》里有一句话，说"阴阳之意配日月"，意思是阴阳它的道理是和日月相配的。我们来看看"阴"这个字和"阳"这个字的结构。"阴"字，左边是个耳刀旁，右边是个月亮的月。"阳"字呢，左边一个耳朵右边一个"日"——太阳。这两个字的意思就是阴阳之意配日月。所以易经说"立天之道曰阴与阳"，就是说，天体宇宙的运动产生阴阳，阴阳就来源于宇宙运动。易经还有一句高度的抽象名言："一阴一阳谓之道"。这句话的意思也是说，天下的万事万物都是由阴和阳组成的。

在前面，我们讲了"气"的养生问题，"气"的概念我们知道了。《易经》提出了生命的起源是"气"，告诉我们一生当中，都要保养"气"。在"气"的基础之上，易经又提出了一个非常重要的原理，这就是——太极阴阳气化，我们把它叫做太极生命钟。

在了解太极生命钟之前，我们先来看一看"太极图"。这张看上去简单的图示，他浓缩了《易经》最高深的阴阳哲理——阴阳之间，永远进行着对立和统一的运动。这是一个哲学的大道理，也是世间万事万物运动的大道理。

这个太极图上，太极图一边是阳，一边是阴。这象征了阴阳平分天下，天下的万事万物都是阴阳的运动，都是阴与阳的合抱体，他们相互转化，互相制约，阴极则阳，阳极则阴，阴中有阳，阳中有阴……阴阳之间不用一根直线划分而用反S线，这就象征了万事万物都是变化的。世界上所有的事物都是盛极必衰，衰极必盛，太极图的阴阳消长变化就是遵循了这个规律。

阴阳之间对立制约、互根互用并不是一成不变的，而是始终处于一种消长变化过程中，双方在一定的条件下可以互相转化，即所谓物极必反。在生命学上就是说，我们人的阳气也是这样的，阳气在你的一生当中，它的强弱，决定着你的生命的盛衰。也就是说，阳气的盛衰决定着生命的强弱。这一生命的规律我们就把它叫作"太极生命钟"。而且，太极生命钟告诉了我们三个重要的启示。

第一个启示就是,我们一生当中都要保养我们的阳气。因为它的盛衰,决定着我们生命的强弱;第二个启示是,中年的时候是人的阳极,因为阳极必阴,阳极就开始一阴生了,阳气就逐渐减弱,阴气就逐渐增加,就像这个太极生命钟一样。所以我们在中年的时候,就要注意防止衰老了;第三个启示是,养生还要注意协调阴阳,阴阳平衡了才是正确的养生。

健康是身心灵的进化平衡

这个身心灵的进化平衡有三个层次:

最低的进化平衡——身、心、灵各自独立的进化平衡;

中间的进化平衡——身与心、心与灵、身与灵的关系进化平衡;

最高的进化平衡——身心灵统一的整体稳态进化平衡。

身心灵三个不同级别的进化平衡,身体的进化平衡是物质的是基础的,身体的收支、运动等都是由心理的活动决定的,都是由人的喜好、情感、情绪、智力等决定的,即意识决定身体,观念、文化、思想直接决定了肉体的能量吸收、消耗和排毒功能,进而决定了肉体与外界能量摄取和废物排去的相对进化平衡,一句话,是脑袋决定了身体是否健康长寿,是否妄为早死,而不是肉体决定了意志、智力和情感、情绪等。

而心理的活动并非无缘无故发生的,它也是有主管单位的,它的上级主管单位就是灵,也叫精神,对一个完整的人来说,人的一切心理活动、心智、情绪等都是源于他的灵魂,他的世界观、人生观、价值观、生活观、健康观等极少数观念,都是源于宇宙精神。如林妹妹得了相思病,是源于她的婚姻观念,是源于超越肉体、情感的一种进化的宇宙迭代的指令。石头不可能想另一块石头,只有更高级的人类才会得相思病。

由此可知,肉体病变是由心智决定的,而心智又是由观念由宇宙进化精神决定的。更高一级的决定和主宰更低一级的存在,以及它的"生老病死"，而且一般来说这种逻辑顺序不可。

那么，我们便知道，人要健康长寿，最根本的是精神，是世界观、人生观、生活观、价值观等。如果决定一个人健康长寿的观念出了问题，人就必然生病早死。

这就是健康长寿的内幕和本质。

如今我们判断一个人是否有病，总是去医院尤其是西医院去做各种组织器官检查，X光、B超、心电图等等，几十项检查下来，浪费了大量钱财，也不能真正查出病因。

如查肉体病只是查出病灶的生活状态，而非真正的病因。西医治病主要是针对病灶的状态来下药，来杀灭肿瘤，这就是治标不治本，不能从根本上消除疾病。

又如减肥，西医可采取吸脂法减肥，这不可能长期有效，只可能短期看上去很美，为什么？因为没有找到增肥的根本原因是她贪吃，尤其喜欢吃肥肉、甜食等，而贪吃不是肉体病，而是社会病，生活方式病，如果不改变生活方式，肥胖是必然的，是不可能解决的。而生活方式病也不是最根本的症结，最根本的症结是观念病，是世界观、人生观出了问题。

由此可见，许多病在西医医院是不可能治好的，因为他们只检查你的肉体，只观察你的物质层面的东西，而不去探究更高层面起决定作用的病源。老中医在这方面做得十分好，他们在看病时会探问你的生活方式和精神观念。因为他们知道，一个人如果没有正确的健康长寿观念，自然很难健康长寿的。

西医仪器查病的三大致命不足：

一是，只能看到物质的现状，不知过去；

二是，只能看到局部狭窄部位而看不到整体关联，断章取义；

三是，只能看到最低级的存在，不知更高级的意识和精神存在。

从时间上说——只看到短暂的时间段；

从空间上说——只看到局部和片段；

从层次上说——只看到最低的物理化学层面。

这就是西医设施和仪器的不足，它往往只能观察到人体某一器官或某一短暂时间内的现状，它无法从长时间、大空间、高层次上来整体把握疾病。如我胃痛得厉害，到医院检查，医生用胃镜，他看我的胃的表面情况，有无出血、肿胀、溃疡、炎症、反流等，但它无法看到胃的整体运行功能，以及胃与整个人的生活习惯、情志关系，因此，一通检查下来，医生只能得出一个表面现象，并不能找到真正的原因。也就是说：

西医——只能告诉我们病症是什么状态；

中医——却能告诉我们病症为什么引起。

根据科学中的"不兼容原理"可知，越复杂的系统，把握问题的精确能力必将减退。人体是一个巨系统，十分复杂，因此，过分精确地理解和把握事物显然会适得其反。

《黄帝内经》中早就指出："夫阴阳者，数之可十，推之可百，数之可千，推之可万，天地阴阳者，不可以数推，以象之谓也。"

这段可揭示出中医查病的两个基本观点：

一是：注重整体观——兼顾长时间、大空间和高层次；

二是：注重进化平衡观——身心灵三个层次的决定论。

也就是说，中医是靠"整体进化平衡论"来看病治病的。如我们在大街上看女人的美丑，显然不能用显微镜去观察细胞或分子的排列组合，而是要整体观察人的气质气象和身体的协调程度，而且是在动态中去观察，贵妃一笑百媚生，贵妃若不笑，就不是她最迷人的时候。

因此，要想知道并把握生命，就得看身心灵整体动态运动是否进化平衡。这个进化平衡多数是指阴阳进化平衡，实际上这种说法也只是简单宏观表述，具体它可以是长时间、大空间和各层次的整体协调进化平衡。

如我长跑过后去医院测心率，肯定比心平气和时要跳得快得多，因此，仅从较短时间内判断肉体的物理化学状况，显然是错误的，得出的心脏病结论也是错误的。这种纯粹只凭物理仪器和化学分子数据检测，是不可能理解生命科学的。即一个小学生是不可能理解专家的高深的智慧的。中医和西医最根本的区别是世界观的区别。

西医的世界观——宏观物质世界观+微观粒子世界观；

中医的世界观——整体关系观+动态进化平衡观、

中医的治病养生基本原理，其实是一套侧重关系进化平衡的完备体系。

看病——是探寻关系失衡的原因；

治病——是恢复关系进化平衡的和谐。

中医的"五行相生、五行相克"理论，就是一套经典的"关系链学说"。心、肝、脾、肺、肾五个脏器虽然都有各自的差异性价值，但五脏之间却更是一个相互协助共生的整体。

西北沙漠化，缺水，水不能生木，南方雨水多，故草木茂盛，就是讲的五行相生相克的原理，这就是中医的科学原理之一。

当然相生相克的目的是维持动态进化平衡，这个进化平衡正如前面所讲，要从三种关系维护上去，理解去把握。

一是，组织器官内部进化平衡；

二是，横向与平级的器官组织进化平衡；

三是，纵向与上级、上上级保持进化平衡。

总之，此三者的动态进化平衡一旦被破坏，人必生病。人不是一个孤立的物质器皿，而是一个相互联系、相互制约的关系体。

总之记住：

中医是从关系世界观点开始治病的，而西医是从物理、化学物质层面上开始治病养生长寿的。中医并不排斥西医的疾病检查，但中医决不只是停留在物质层面上，中医治病的根本原理——医者，意也！从本质上讲，中医是哲学和艺术，西医只是物理学和化学，其间差距，不可同日而语。

气化人目前的寿命长短

生命是指人的生命维持时间。长寿几乎是人类的共同要求，古今中外概莫能外。《黄帝内经》云："上古之人，春秋皆度百岁。"老子则认为:"人生大期,以百二十为度。"《尚书·洪范篇》云:"寿百二十岁也。"东汉名医张仲景也有"抗老延龄,以达百岁"之说。由此可见,中国古代人的寿命标准以百岁至百二十岁为上寿。

现代医学家,美国人海弗利克从细胞分裂周期计算,人的寿限为100~120岁。西德的弗兰克认为寿限当为110~113岁。国外大量长寿调查资料证明,人的寿限在120岁以内。我国古代以百岁为上寿大体如此。

绝大多数人难达上寿,故谚曰:"山中能有千年树,世上难逢百岁人。"又云"人生七十古来稀",如杜甫《曲江》诗云"酒债寻常行处有,人生七十古来稀";白居易在《感秋咏意》中云"旧话相传聊自慰,世间七十老人稀"。

有人对唐代36位诗人的寿命作了一番统计,长者如贺知章(659—744)享年85岁,短者如李贺(790—816)仅26岁,还有如:李白62岁,杜甫58岁,高适59岁,王之涣54岁,岑参55岁,孟浩然51岁,钱起58岁,卢纶52岁,王维61岁,孟郊63岁,张籍63岁,贾岛64岁,韩愈56岁,刘禹锡70岁,杜牧49岁,白居易74岁,李商隐45岁,柳宗元46岁……这36人平均寿命为58.8岁。

科学家预言,随着科学的发展,人类期望的寿命可以逐步达到,且会将"上寿"的标准提高到150岁乃至175岁。

若地球村民人人享有"上寿",人类世界会是何等情形呢?仅以上寿120岁论,若30年一代,每代2人,那第一代一对夫妻为120岁,第二代为90岁,第三代为60岁,第四代为30岁,第五代为幼儿。第四代壮夫2人,将要承担6个老人和2个小儿的养活义务,主要生产者和非主要生产者是1与4之比。人类社会因过分地老龄化而少了活力,这对人类社会决非一件好事。如今人类为人口过剩而苦恼,也许有一天会为人口老龄化而苦恼。

人所以能长寿,必须具备体质强壮、五脏坚固、六腑功能正常、营卫气血和调、肌肉皮肤腠理致密等条件,而这些条件是和先天禀赋与后天调养密切相关的。此外,头面部的形态是长寿的重要标志,这是因为头面部的形态在一定程度上反映了个体先天发育的情况。方面大耳，五官端正，一般是发育良好的标志；而颜面狭小，头部畸形，五官不正，往往是先天发育不良的结果。发育是否良好，是决定是否健康长寿的一个重要条件。

人类追求上寿是自然而然的事，但从人类的发展上考虑，更要着眼于生命质量，如陶渊明所说："盛年不重来，一日难再晨。及时当勉励，岁月不待人。"惜寸阴亦是延寿之法，否则"耆年无一善，何殊食乳儿"（聂夷中《短歌行》）。

生命究竟是如何衰老的

黄帝曰："其不能终寿而死者，何如？岐伯曰：其五脏皆不坚，使道不长，空外以张，喘息暴疾，又卑基墙，薄脉少血，其肉不石，数中风寒，血气虚，脉不通，其邪相攻，乱而相引，故中寿而尽也。"人所以中年而死，其原因在于先天禀赋薄弱，后天不知调养，从而提示了养生防病对于健康长寿的重要意义。正如张景岳所说："然则人之气数，固有定期，而长短不齐者，有出于禀受，有因于人为。故惟智者不以人欲害其天真，以自然之道，养自然之寿，而尽终其天年，此圣智之所同也。"

衰老是如何形成的呢？

一般地说，首先是生活没有规律，《素问·上古天真论》云："法于阴阳，和于术数。食饮有节，起居有常。不妄劳作，故能形与神俱，而尽终其天年，度百岁乃去。"相反，"以酒为浆，以妄为常，醉以入房，以欲竭其精，以耗散其真，不知持满，不时御神，务快其心，逆于生乐，起居无节，故半百而衰矣。"其次，是七情失调。

《素问·阴阳应象大论》云："人有五脏化五气，以生喜怒悲忧恐。"而心"在志为喜"，肝"在志为怒"，脾"在志为思"，肺"在志为忧"，肾"在志为恐"。《素问·举痛论》云："余知百病生于气也，怒则气上，喜则气缓，悲则气消，恐则气下，惊则气乱，思则气结。"

所以，七情过极，必然气血不和，阴阳失调，脏腑离乱。故长寿学者胡夫兰德在《人生延寿一法》中指出："一切对人不利的影响中，最能使人短命、夭亡的就算是不好的情绪和恶劣的心境，如忧虑、颓丧、惧怕、贪求、怯懦、忌妒和憎恨等。"

二、在气的整体进化中，生命如何与天地同呼吸

正确解读中医的整体气化观

中国传统文化的世界观是整体世界观，整体世界观对人的指导方法论是天人要合一。中医自然也是继承了中医的整体观和天人合一方法论。但中国文化和中医对整体观和天人合一方法论却并没有一个正确的系统的解释。

我认为要想当一名优秀的中医师，首先就得真正认识什么是整体观和天人合一。

什么是中医整体观呢？

我认为至少有三个分观点必须把握。

一是——整体进化的观点；

二是——整体关系进化的观点；

三是——层次进化是养生治病的关键。

许多人谈中医治病始终围绕辨证阴阳两个要素绕来绕去，始终离不开阴阳相斗、相抗、相化、相助、相侮、相生、相克等这个旧套路。

其实，只谈阴阳、虚实、表里、燥湿等对立性词语，会形成一种误导，误认为整体运动就只有阴阳对立运动，误认为没有其他进化形态的运动，误认为只有静态的狗咬狗的斗争冲突。

正因这种误导，使大多数中医师看不到方向进化，关系互动进化和层次进化是治病的关键。

传统中医解读的气化整体观

整体就是统一性和完整性。中医学非常重视人体本身的统一性、完整性及其与自然界的相互关系，认为人体是一个有机的整体，构成人体的各个组成部分之间在结构上不可分割，在功能上相互协调、互为补充，在病理上则相互影响。

而且人体与自然界也是密不可分的，自然界的变化随时影响着人体，人类在能动地适应自然和改造自然的过程中维持着正常的生命活动。这种机体自身整体性和内环境统一性的思想即整体观念。整体观念是中国古代唯物论和辩证思想在中医学中的体现；它贯串于中医学的生理、病理、诊法、辨证和治疗等各个方面。

首先，人体是一个有机的整体。

人体是由若干脏腑、组织和器官所组成的。每个脏腑、组织或器官各有其独特的生理功能，而这些不同的功能又都是人体整体活动的一个组成部分，这就决定了人体内部的统一性。

也就是说，人体各个组成部分之间，在结构上是不可分割的，在生理上是相互联系、相互支持而又相互制约的，在病理上也是相互影响的。人体的这种统一性，是以五脏为中心，配以六腑，通过经络系统"内联腑脏，外络肢节"的作用而实现的。

五脏是代表着整个人体的五个系统，人体所有器官都可以包括在这个系统之中。人体以五脏为中心，通过经络系统，把六腑、五体、五官、九窍、四肢百骸等全身组织器官联系成有机的整体，并通过精、气、血、津液的作用，完成机体统一的机能活动。

中医学在整体观念指导下，认为人体正常的生理活动一方面依靠各脏腑组织发挥自己的功能作用，另一方面则又要靠脏腑组织之间相辅相成的协同作用和相反相成的制约作用，才能维持其生理上的平衡。

每个脏腑都有其各自不同的功能，但又是在整体活动下的分工合作、有机配合，这就是人体局部与整体的统一。

在认识和分析疾病的病理状况时，中医学也是首先从整体出发，将重点放在局部病变引起的整体病理变化上，并把局部病理变化与整体病理反应统一起来。一般来说，人体某一局部的病理变化，往往与全身的脏腑、气血、阴阳的盛衰有关。

由于脏腑、组织和器官在生理、病理上的相互联系和相互影响，因而就决定了在诊治疾病时，可以通过面色、形体、舌象、脉象等外在的变化，来了解和判断其内在的病变，以作出正确的诊断，从而进行适当的治疗。

人体是一个有机的整体，在治疗局部病变时，也必须从整体出发，采取适当的措施。如，心开窍于舌，心与小肠相表里，所以可用清心热泻小肠火的方法治疗口舌糜烂。它如"从阴引阳，从阳引阴，以右治左，以左治右"（《素问·阴阳应象大论》），"病在上者下取之，病在下者高取之"（《灵枢·终始》）等等，都是在整体观指导下确定的治疗原则。

其次，人与自然界具有统一性。

人类生活在自然界中，自然界存在着人类赖以生存的必要条件。同时，自然界的变化又可以直接或间接地影响人体，而机体则相应地产生反应，属于生理范围内的，即是生理的适应性；超越了这个范围，即是病理性反应。故曰："人与天地相应也"（《灵枢·邪客》），"人与天地相参也，与日月相应也"（《灵枢·岁露》）。这种人与自然相统一的特点被中国古代学者称为"天人合一"。

季节气候以人体的影响：春温、夏热、长夏湿、秋燥、冬寒表示一年中气候变化的一般规律。生物在这种气候变化的影响下，就会有春生、夏长、长夏化、秋收、冬藏等相应的适应性变化。

人体也与之相适应，如："天暑衣厚则腠理开，故汗出……天寒则腠理闭，气湿不行，水下留于膀胱，则为溺与气"（《灵枢·五癃津液别》），说明春夏阳气发泄，气血容易趋向于体表，表现为皮肤松弛、腠理开、汗多；而秋冬季阳气收藏，气血容易趋向于里，表现为皮肤致密、少汗多尿的变化。人体的脉象也有春弦、夏洪、秋浮、冬沉的不同。许多疾病的发生、发展和变化也与季节变化密切相关，如春季常见温病，夏季多发中暑，秋季常见燥症，冬季多有伤寒。

在昼夜晨昏的变化过程中，人体也必须与之相适应。白昼为阳，夜晚为阴，人体也是早晨阳气初生，中午阳气隆盛，到了夜晚则阳气内敛，便于人体休息，恢复精力。许多疾病的发病时间及引起死亡的时间也是有一定规律的。如研究表明，五脏衰竭所致死亡的高峰时间在下半夜至黎明前，春夏季时期急性心肌梗死多发生在子时至巳时，而秋冬季，该病的发作多在午时至亥时。此外据观察，人的脉搏、体温、耗氧量、二氧化碳的释放量、激素的分泌等，都具有24小时的节律变化。

根据中医运气学说，气候有着十二年和六十年的周期性变化，因而人体的发病也会受其影响。近年来，科学家们发现这种十二年或六十年的变化规律与太阳黑子活动周期（11年或12年）有关。太阳黑子的活动会使太阳光辐射产生周期性变化，并强烈干扰地磁，改变气候，从而对人体的生理、病理产生影响。

地域的差异，人们的生活习惯和身体状况也有很大不同。如江南多湿热，人体腠理多疏松；北方多燥寒，人体腠理多致密。因此每个地区也各有其特有的地方病。甚至不同地区人们的平均寿命也有很大的差别。早在两千多年前，中国古代医家就对此有所认识，在《素问》中就这个问题作了较详尽的论述。如《素问·五常政大论》说："高者其气寿，下者其气夭，地之小大异也，小者小异，大者大异。故治病者，必明天道地理……"

正是由于人体本身的统一性及人与自然界之间存在着既对立又统一的关系，所以对待疾病因时、因地、因人制宜，就成为中医治疗学上的重要原则。因此在对病人作诊断和决定治疗方案时，必须注意分析和考虑外在环境与人体情况的有机联系以及人体局部病变与全身情况的有机联系，这就是中医学的重要特点——整体观念。

气化生阴阳

宇宙最初是一个气球型内包含了正负电子在内高温高压的整体（阴阳八卦图的含意）里面正负电子共存肉眼是看不见的称为太虚，当压缩在内的正负电子结合碰撞的一瞬间产生了有极，在0.001秒的电子对撞时正负电子在超光速爆炸中拉开了时空宇宙,产生了南北两极磁场空间(宇宙)对时空而言就像电子管工作原理一样产生了阴极与阳极的磁力线,由于宇宙的属性是由金木水火土五种元素构成,在爆炸后产生了明物质和暗物质,其中明物质的产生是碰撞在高温条件下产生的,比如:氢和氧在电子对撞中(雷电)合成水。

所以,在中医理论中为什么会首先提到天一生水,就是这个道理。

接下来必须要以宏观的思维去理解,当大爆炸产生了南北两极分化,阴和阳就诞生了,空间磁场建立,爆炸使时空越拉越大,整个空间就成了一个宇宙磁场空间,磁场是以磁力线构成。在南北两极拉大到一定时,碰撞时产生的推动力减少到无力推动南北两极时必然南北两极反回来,这叫宇宙丹塌(阴阳合并叫混沌)就像吹气球,但速度是超光速的,又将整个宇宙内所有物质都压缩成正负电子,这叫宇宙燃烧化气,再进行二次对撞产生宇宙。

前面简谈宇宙变化规律,下面现在接着谈。当爆炸时不但产生磁场磁力线。爆炸推动南北两极磁轴旋转对时空切割即所有天体都带正负共荐的有形物质和无形物质,由于爆炸产生的电子星云不是均匀的,密集区又连锁反应。爆炸就产生了像银河系一样的星云图,它的颜色在地球上看就像一条白色河,故古人称之为天河,假设我们能看见另一个星河是黄的,我们可以取名黄河,只是人类现有科技连银河中心都无法看清,更谈不上跨越银河,我们的太阳系产生于银河系爆炸,爆炸时产生的磁场磁力线都是由银河中轴磁极在宇宙轴的切割下一起旋转。即太阳系围绕太阳中轴旋转又在银河系中绕银河中轴旋转。而银河和其他星河又都围绕宇宙轴旋转,相互切割产生电场,又相互制约产生磁力线,银河旋转一周叫大周天,地球绕太阳一周叫小周天。

由于南北两极分化,时空轨道不会是圆的,而是椭圆形的,银河系一样。太阳系已是一样,如果是圆的就没有东西南北之分,没有春夏秋冬之说,更谈不上五行化生六气。所以银河系在宇宙南北两极牵引下就像电动机一样进行南北磁场转换运行春夏秋冬,南对北离中心爆炸最远,所以寒热互换,而东西两方对应中心基本相当。故春秋两季温度适中，既然所有的天体都围绕宇宙轴旋转，即都是在阴阳对化中旋转又相互制约相互牵引，这就是宇宙定律。

当太阳系在银河系中旋转到春天段时就是生命的诞生期，当走完春天后生命就结束了，要等到下一个春天才有生命，我们的地球正进入青春期这时还要看太阳系在阴阳分化的五行齐不齐，五行齐了，还要看太阳系内各个星球所处的位置和磁牵引的强弱远近。是不是有相互制恒的条件，才能五行合化。六气循环万物始生。这叫一阴一阳之为道（即只有这样才是唯一能走的道路）生生不息的宇宙定律。

气化的人体是一个有机的整体

整体，就是事物本身存在的统一性、完整性和联系性。也就是说，事物是一个整体，事物内部的各个部分是相互联系不可分割的，任何部分，只有置于整体之中才能正确地被认知；事物与事物之间也有着密切的联系。中医学的整体观念既重视人体自身的统一性和完整性，又强调人和自然环境社会环境之间是相互影响，且不可分割的整体。这个思想贯穿于生理、病理、诊法、辨证、养生和治疗等整个中医理论体系之中。

人体是一个内外联系、自我调节和自我适应的有机整体。人体是若干脏腑、形体、官窍组成的，而各个脏腑、形体和官窍各有不同的结构和机能，但它们不是孤立的、支解的、彼此互不相关的，而是相互关联、相互制约和相互为用的。因此，各个脏腑形体官窍，实际上是人体整体结构的一部分；脏腑形体官窍的机能，实际上是整体机能的一部分。

人体是一个有机整体具体体现在三个方面：

一是人体结构的整体性：人体脏腑器官在结构上是相互关联、不可分割的，每一个脏腑器官都是机体整体的一个组成部分。

二是人体生命基本物质的同一性：精、气、血、津、液都是组成各脏腑器官，并维持其功能活动的基本物质，这些物质分布并运行于全身，以维持机体统一的功能活动。

三是人体功能活动的联系性：形体结构和生命基本物质的统一性，决定了功能活动的统一性。

生理上的整体性：

人体自身在生理上的整体性，主要体现于两个方面：一是构成人体的各个组成部分在结构与机能上是完整统一的，即五脏一体现；二是人的形体与精神是相互依附、不可分割的，即形神一体现。

五脏一体现：人体由五脏（心、肝、脾、肺、肾）、六腑（胆、胃、小肠、大肠、膀胱、三焦）、形体（筋、脉、肉、皮、骨）、官窍（目、舌、口、鼻、耳、前阴、后阴）等构成。各个脏腑组织器官在结构上彼此衔接、沟通。它们以五脏为中心，通过经络系统"内联脏腑，外络肢节"的联络作用，构成了心、肝、脾、肺、肾五个生理系统。

心、肝、脾、肺、肾五个生理系统之间，又通过经络系统的沟通联络作用，构成一个在结构上完整统一的整体。每个生理系统中的任何一个局部，都是整体的一个组成部分。

结构的完整为机能的统一奠定了基础。精、气、血、津液是构成人体的重要组成部分，又是维持人体各种生理机能的精微物质。精、气、血、津液分布、贮藏、代谢或运行于各个脏腑形体官窍中，支撑了它们各自的机能，并使它们之间密切配合，相互协调，共同完成人体的各种生理机能，从而维持了五个生理系统之间的协调有序。同时，脏腑的机能活动又促进和维持了精、气、血、津液的生成、运行、输布、贮藏和代谢，从而充实了形体，支持了脏腑形体官窍的机能。这种以五脏为中心的结构与机能相统一的观点，称为"五脏一体现"。

根据五脏一体现，人体正常的生命活动，一方面要靠各脏腑正常地发挥自己的功能，另一方面要依靠脏腑间，即五个生理系统间的相辅相成的协同作用和相反相成的制约作用，才能维持协调平衡。

人体的脏腑组织器官各有不同的机能，但都在心的主持下，协调一致，共同完机体统一的机能活动。因此，人体又是一个以心为主导，各脏腑密切协作的有机整体。

心因其藏神而为五脏六腑之大主。心神是机体生命活动的主宰。神能驭气，气有推动和调控脏腑机能的作用，故心神能够控制和调节全身脏腑经络形体官窍的机能。诸如心气推动和调控心脏的搏动以行血，肝气疏泄以调畅气机、舒畅情志，肺气宣降以行呼吸和水液，脾气运化水谷和统摄血液，肾气主生殖、司水液代谢和纳气等，都有赖于心神的统一主导。故《素问·灵兰秘典论》说："主明则下安，主不明则十二官危"。

人体的生命活动正常与否，除心为主导外，还取决于五脏之间是否协调。在完成整体机能方面，五脏之间是密切配合，协调统一的。如血液的循行，虽由心所主，还需要肺、肝、脾等脏的协助。心脏的搏动推动血液运行全身；肺主气而辅助心运血；肝主疏泄而促进血液于脉中。此四脏紧密配合，才能维持正常的血液循环。五脏既各司其职，又相互协调，是维持人体复杂机能的保证。

形神一体现：形体与精神生命的两大要素，二者既相互依存，又相互制约，是一个统一的整体。

形体，是构成人体的脏腑、经络、五体和官窍及运行或贮藏于其中的精、气、血、津液等。它们以五脏为中心，以经络为联络通路，构成一个有机整体，并通过精、气、血、津液的贮藏、运行、输布、代谢，完成机体统一的机能活动。

神，有广义与狭义之分：广义的神，是指人体生命活动的总体现或主宰者；狭义的神，是指人的意识、思维、情感、性格等精神活动。

形神一体现即是形体与精神的结合与统一。在活的机体上，形与神是相互依附，不可分离的。形是神的藏舍之处，神是形的生命体现。神不能离开形体而单独存在，有形才能有神，形健则神旺。而神一旦产生，就对形体起着主宰作用。形神统一是生命存在的保证。

精是构成人之形体的最基本物质，也是化气生神的物质基础，而精藏于脏腑之中而不妄泄，又受神和气的控制和调节。气是人体内活力很强不断运动的精微物质，是推动和调节人体生命活动的根本动力。气也是化生神的基本物质，气充则神旺，而气的运行，又赖神的控制和调节，即所谓"神能驭气"。精、气、神为人身"三宝"：精为基础，气为动力，神为主宰，构成"形与神俱"的有机整体。

由于精与气是构成人体和维持人体生命活动的基本物质，人体又是以五脏为中心构成的有机整体，因而精神活动与五脏精气有着密切的关系。中医学认为，精神活动由五脏精气产生，由五脏共同主持，但总由心来统领。五脏精气充盛，机能协调，则精力充沛，思维快捷，反应灵敏，言语流利，情志活动处于正常范围，既无亢奋，也无抑郁。若五脏精气不充，机能失调，则会出现精神方面的异常变化。另一方面，精神活动的异常也可影响五脏的机能，突然强烈或长期持久的情志刺激，超越了人体的生理调节能力，常易影响五脏气机，引起五脏精气的相应病变。

机体整体统一性的形成，是以五脏为中心，配合六腑，通过经络系统"内联脏腑，外络肢节"的作用实现的。五脏是构成整个人体五个系统的中心，通过经络系统，把六腑、五体、五官、九窍、四肢百骸等全身组织器官有机地联系起来，构成一个表里相连、上下沟通、密切联系、协调共济、井然有序的统一整体，并通过精、气、血、津液的作用来完成机体统一的功能活动。

心理和生理是人的两大基本功能活动，心身之间存在着相互依赖、相互促进、相互制约的协同关系。所以，古人强调"形与神俱""形神合一"，人的正常生命活动是心理和生理功能的有机融合。人的各个脏腑、组织、器官有着不同的功能，这些功能都是整体功能活动的组成部分，它一方面受到整体功能活动的制约和影响；另一方面又影响着其他脏腑器官的功能活动，从而使身心功能活动表现出整体统一性。

病理上的整体性：

中医学在分析病证的病理机制时，着眼于整体，着眼于局部病变引起的整体性病理反映，把局部病理变化与整体病理反映统一起来。既重视局部发生病变的脏腑经络形体官窍,又不能忽视病变之脏腑经络对其他脏腑经络的影响。

人体是一个内外紧密联系的整体,因而内脏有病,可反映于相应的形体官窍,即所谓"有诸内,必形诸外"(《孟子·告子下》)。在分析形体官窍疾病的病理机制时,应处理好局部与整体的辩证关系。一般地说,局部病变大都是整体生理机能失调在局部的反映。如目的病变,既可能是肝血、肝气的生理功能失调,也可能是五脏精气的功能失常的表现。因而对目病之病理机制,不能单从目之局部去分析,而应从五脏的整体联系去认识。

脏腑之间,在生理上既然是协调统一、密切配合的,在病理上也必然是相互影响的。如肝气的疏泄功能失常时,不仅肝腑本身出现病变,而且常影响到脾气的运化功能而出现脘腹胀满、不思饮食、腹痛腹泻等症,也可影响肺气的宣发肃降而见喘咳,还可影响心神而见烦躁不安或抑郁不乐,影响心血的运行而见胸部疼痛。因此,五脏之中,一脏有病,可影响他脏。在分析某一脏病的病机时,既要考虑到本脏病变对他脏的影响,也要注意到他脏病变对本脏的影响。

由于人体又是形神统一的整体,因而形与神在病理上也是相互影响的。形体的病变,包括精、气、血、津液的病变,可引起神的失常,而精神活动的失常,也是损伤形体而出现精、气、血、津液的病变。

诊治上的整体性:

人体的局部与整体是辩证统一的,各脏腑、经络、形体、官窍在生理与病理上是相互联系、相互影响的,因而在诊察疾病时,可通过观察分析形体、官窍、色脉等外在病理表现,推测内在脏腑的病理变化,从而作出正确诊断,为治疗提供可靠依据。如《灵枢·本藏》说:"视其外应,以告知其内脏,则知所病矣。"

验舌诊病是一种由外察内的诊病方法。由于舌直接或间接地与五脏六腑相通,因而内在脏腑的机能状态可反映于舌。验舌不但可知脏腑精气的虚实,而且还可推断疾病的轻重缓急和逆顺转归。面部色泽是内在脏腑精气的外荣，故诊察面部色泽可知脏腑精气的盛衰以及病邪之所在。验舌与面部色诊都是中医学整体诊病思想的具体体现。

在疾病的治疗方面，中医学也强调在整体层次上对病变部分进行调节，使之恢复常态。调整阴阳，扶正祛邪，以及"从阴引阳，从阳引阴，以右治左，以左治右"，"病在上者下取之，病在下者高取之"，都是在整体观念指导下确立的治疗原则。

局部病变常是整体病理变化在局部的反映，故治疗应从整体出发，在探求局部病变与整体病变的内在联系的基础上确立适当的治疗原则和方法。如对口舌生疮的治疗，由于心开窍于舌，心与小肠相表里，口舌生疮多由心与小肠火盛所致，故可用清心火的方法治疗。处方遣药时，酌加利水之品，以让火热随小便而出。心火与小肠火得泻，口舌生疮自愈。再如久泻不愈，若属肾阳虚衰，其病虽发于下，但可以艾灸巅顶之百会穴以调之，督脉阳气得温，肾阳得充，泄泻自愈，即所谓"下病上取"；眩晕欲仆，若为水不涵木，其病虽发于上，但可以针灸足心之涌泉穴以调之，肾水得充，涵养肝阳，眩晕自减，即所谓"上病下取"。

人体是形神统一的整体，形病可引起神病，神病亦可致形病，故中医学强调形神共养以养生防病，形神共调以康复治疗疾病。在养生方面，既要"饮食有节，起居有常，不妄作劳"，并加强身体锻炼以养其形，使形健而神旺，又要"恬淡虚无"，怡畅情志以养神，使神清而形健。在康复治疗疾病时，若因躯体病变引致精神病变时，当以治疗躯体疾病（治形）为先；若为精神的伤害引致躯体疾病，则当先调理精神的失调（治神）。但由于"神乃形之主"，躯体疾病多伴有程度不同的精神损害，而这些精神损害又常阻碍躯体疾病的治疗和康复，故重视调理精神在整个疾病治疗和康复过程中的作用，强调首先"治神"。

气化的自然环境与人的统一性

人类生活在自然界中，自然界存在着人类赖以生存的必要条件。大自然存在的阳光、空气、水、温度、磁场、引力、生物圈等，构成了人类赖以生存、繁衍的最佳环境。同时，自然环境的变化又可直接或间接地影响人体的生命活动。这种人与自然环境息息相关的认识，即是"天人一体"的整体观。

人类是宇宙万物之一，与天地万物有着共同的生成本原。中国古代哲学家认为，宇宙万物是由"道""太极"或"气"产生的。以"气"作为宇宙万物初始本原的思想，即"气一元论"。气分阴阳，以成天地。天地阴阳二气交感，万物化生。如《周易·系辞上》说"天地氤氲，万物化醇。"《素问·宝命全形论》说："天地合气，命之曰人"；"人以天地之气生，四时之法成"。人体的生命过程，必然受到大自然的影响，而自然环境的各种变化，如寒暑的更替、地域的差异也必然对人体的生理病理产生直接或间接的影响。故《灵枢·邪客》说："人与天地相应也"。

人类生活在自然界中，自然界存在着人类赖以生存的必要条件。大自然存在的阳光、空气、水、生物圈等，构成了人类生存、繁衍的最佳环境。自然界的变化，必然直接或间接影响着人体的生理活动。所以人体内的生理活动与自然环境之间存在着既对立又统一的整体关系。这就是中医学认为"人与天地相应"的观点。

一是昼夜晨昏对人体的影响：昼夜晨昏的变化，对人体生理也有不同影响，而人体也要与之相适应。如《素问·生气通天论》指出："阳气者，一日而主外：平旦人气生，日中而阳气隆，日西而阳气已虚，气门乃闭。"说明人体阳气在白天多趋于表，夜晚多趋于里的现象，也反映了人体阴阳（如体温的升降，精神的兴奋与抑郁等方面）与自然界阴阳之间存在着适应性的自我调节变化。对疾病过程影响也发现：一般病证，大多是白天病情较轻，傍晚加甚，夜间最重。正如《灵枢·顺气一日分为四时》所说的："夫百病者，多以旦慧昼安，夕加夜甚"。这是因为，在一日之中，正气表现出朝始生、午最盛、夕始弱、夜半衰的波动，从而影响到邪正力量的对比，病情也因此呈现出周期性的起伏变化。

二是季节气候对人体的影响：四季气候的更替变化，使人表现出规律性生理适应过程。如：《灵枢经·五癃津液别》指出："天暑衣厚则腠理开，故汗出……天寒则腠理闭，气湿不行，水下流于膀胱，则为溺与气。"《素问·八正神明论》说："天温日明，则人血淖液而卫气浮，故血易泻，气易行；天寒日阴，则人血凝泣而卫气沉。"这说明人体随春夏秋冬气候的交替变化而出现相应的变化。

三是地区方域环境对人体的影响：由于各个地区都有它各自的自然环境和条件，因此各地区的气候、地理环境和生活习惯等也都存在差异，如南方的气候较热，而多潮湿，故人体的腠理较疏松；北方的气候较寒冷，而多干燥，故人体的腠理较致密。揭示人们生活在特定的地理环境中，久而久之可逐渐在功能方面表现出某些适应性变化。一旦异地而居，环境突然改变，初期多感不太适应，所谓"水土不服"，需经过一定时间，通过机体本身的自我调节，才能逐渐地适应环境的变更，有的甚至会因此而患病。

人与天地相应，不是消极的、被动的，而是积极的、主动的。人类不仅能主动地适应自然，更能主动地改造自然，和自然作斗争，从而提高健康水平，减少疾病。

气化的社会环境与人的统一性

人与社会环境的统一性人生活在自然环境中，也生活在复杂的社会环境中；人体的生命活动，不仅受到自然环境变化的影响，也受到社会环境的影响。社会性是人的特征之一，社会环境不同，可造成个人身心功能与体质的差异。一般来说，良好的社会环境，有力的社会支持，融洽的人际关系，可使人精神振奋，勇于进取，有利于身心健康；而不利的社会环境，可使人精神压抑，或紧张、恐惧从而影响身心健康。政治、经济、文化、宗教、法律、婚姻、人际关系等社会因素，都影响人体的各种生理、心理活动和病理变化，人体必须进行自我调节，与之相适应，才能维持生命活动的稳定、有序、平衡和协调，这就是人与社会环境的统一性。

人生活在纷纭复杂的社会环境中，其生命活动必然受到社会环境的影响。人与社会环境是统一的，相互联系的。

人不单是生物个体，而且是社会中的一员，具备社会属性。人体的生命活动，不仅受到自然环境变化的影响，而且受到社会环境变化的制约。政治、经济、文化、宗教、法律、婚姻、人际关系等社会因素，必然通过与人的信息交换影响着人的各种生理、心理活动和病理变化，而人也在认识世界和改造世界的交流中，维持着生命活动的稳定、有序、平衡、协调，此即人与社会环境的统一性。

一是社会环境对人体生理的影响：社会环境不同，造就了个人的身心机能与体质的差异。这是因为社会的变迁，会给人们的生活条件、生产方式、思想意识和精神状态带来相应的变化，从而影响人的身心机能的改变。一般说来，良好的社会环境，有力的社会支持，融洽的人际关系，可使人精神振奋，勇于进取，有利于身心健康；而不利的社会环境，可使人精神压抑，或紧张、恐惧，从而影响身心机能，危害身心健康。金元时期的李杲曾指出处于战乱时期的人民，身心健康受到严重损害："向者壬辰改元，京师戒严，迨三月下旬，受敌者凡半月。解围之后，都人之有不病者，万无一二；既病而死者，继踵不绝"《内外伤辨惑论·论阴证阳证》。

政治经济地位的高低，对人的身心机能有重要影响。政治经济地位过高，易使人骄傲、霸道、目空一切，如《灵枢经·师传》指出养尊处优的"王公大人，血食之君，骄恣纵欲，轻人"。政治经济地位低下，容易使人产生自卑心理和颓丧情绪，从而影响人体脏腑的机能和气血的流通。政治经济地位的不同，又可影响个体体质的形成。如明·李中梓指出："大抵富贵之人多劳心，贫贱之人多劳力；富贵者膏粱自奉，贫贱者藜藿苟充；富贵者典房广厦，贫贱者陋巷茅茨；劳力则中虚而筋柔骨脆，劳力则中实而骨劲筋强；膏粱自奉者脏腑恒娇，藜藿苟充者脏腑坚固；典房广厦者玄府疏而六淫易客，茅茨陋巷者腠理密而外邪难干"（《医宗必读·富贵贫贱治病有别论》）。因此，由于个人所处的环境不同，政治经济地位不同，因而在身心机能和体质特点上有一定差异。

二是社会环境对人体病理的影响：社会环境常有变更，人的社会地位、经济条件也随之而变。剧烈、骤然变化的社会环境，对人体脏腑经络的生理机能有较大的影响，从而损害人的身心健康。《素问·疏五过论》指出："尝贵后贱"可致"脱营"病，"尝富后贫"可致"失精"病，并解释说："故贵脱势，虽不中邪，精神内伤，身必败亡；始富后贫，虽不伤邪，皮焦筋屈，痿为挛。"这说明社会地位及经济状况的剧烈变化，常可导致人的精神活动的不稳定，从而影响人体脏腑精气的机能而致某些身心疾病的发生。不利的社会环境，如家庭纠纷、邻里不和、亲人亡故、同事之间或上下级之间的关系紧张等，可破坏人体原有的生理和心理的协调和稳定，不仅易引发某些身心疾病，而且常使某些原发疾病如冠心病、高血压病、糖尿病、肿瘤的病情加重或恶化，甚至死亡。故《素问·玉机真藏论》说："忧恐悲喜怒，令不得以其次，故令人有大病矣。"

三是社会环境与疾病防治的关系：由于社会环境的改变主要通过影响人体的精神活动而对人体的生理机能和病理变化产生影响，因而预防和治疗疾病时，必须充分考虑社会因素对人体身心机能的影响，尽量避免不利的社会因素对人的精神刺激，创造有利的社会环境，获得有力的社会支持，并通过精神调摄提高对社会环境的适应能力，以维持身心健康，预防疾病的发生，并促进疾病向好的方面转化。

综上所述，中医学不仅认为人体本身是一个有机整体，而且认为人与自然、社会也是一个统一体。它以人为中心，以自然环境与社会环境为背景，用同源性和联系性思维对生命、健康、疾病等重大医学问题作了广泛的讨论，阐述了人与自然、人与社会、精神与形体以及形体内部的整体性联系，认为人体自身的结构与机能的统一、"形与神俱"以及人与自然、社会环境相适应是其健康的保证，而这种人体自身的稳态及其与自然、社会环境协调的被破坏则标志着疾病的发生。

因此，中医学在讨论生命、健康、疾病等重大医学问题时，不仅着眼于人体自身，而且重视自然环境和社会环境对人体的各种影响。在防治疾病的过程中，要求医者"上知天文，下知地理，中知人事"（《素问·著至教论》），既要顺应自然法则，因时因地制宜，又要注意调整病人因社会因素导致的精神情志和生理功能的异常，提高其适应社会的能力。

若以整体观念与现代医学模式相比较，可见中医学早就从宏观上勾画出了现代医学模式的全部构架，并且给这一现代模式增添了新的内容——天人一体现。

人对自然环境、社会环境的适应能力是有限的，而人与人之间也存在着较大的差异。一旦自然环境、社会环境的变化过于剧烈，或由于个体本身适应及调节能力偏弱，不能对自然环境、社会环境的变化作出相应的调整，就会发生某种疾病。所以因时、因地、因人制宜，是中医治疗学上的重要原则。

三、中医养生治病的核心和本质就是调关系

万病起于结，结是身心灵失衡的体现

我们吃多了上火的东西，可能肠内就会滞堵，排不出去，这是最直观的结，而且这种有形的结，很容易消除掉。

我们的血液如果太浓太浓，再加上气压不足，血脂就可能沾在血管壁上，越堆越多形成结，从而使血管内壁越来越小，进一步阻塞血液的通行。

我们的七情也会在对应的肌体部位产生结，

过喜——产生心结；

过怒——产生肝结；

过悲——产生肺结；

过忧思——产生脾胃结；

过恐惊——产生肾结。

人的情感、情绪和情智等的非正常运行，都会产生结，都会在对应部位产生病结。结是心智、情绪走过的痕迹的形式存在。

正是这些结，才成为了万病的根源。

最低的结——身体细胞结；

中间的结——心理结，如七情致结；

最高的结——心灵的结，如信仰致结。

这三个层次的结，在治疗上是有难易度的。

肉体的结——最容易治疗；

心理的结——较难治好；

心灵的结——是最难解开！

当人体与自然变化不协调，或者在情感、情绪上受到强烈刺激，又没有及时疏导、调整、释放的话，病气就会在人体内聚集，久而久之，就会形成各种现代医学仪器检测不到的"气结"。

我们每个人身上都会有许多大小不同、硬度不同、形态各异的气结、血结、痰结、废物结等等。这些结就像"隐形杀手"一样潜藏在人体内，当条件具足、病气聚集到一定程度时，杀手就会现形，从未病转变成已病。

现在我们知道，心灵的虚结和心理的虚结发展到一定程度后就会在肉体对应部位形成肉体有形的实结。

首先从何处开始入侵肉体？

在实体器官的边缘处开始结实，在人体的"城乡"结合部开始扎根、聚积、结果。当边缘地方的实结成长到一定程度后便直接向有形实体器官内部渗透，从而破坏器官的组织功能。

心灵结和心理结当然并非在身体上乱结，而是有对应的具体部位的。

七情伤五脏六腑，六淫伤五脏六腑，都是有对应的。心灵结、心理结和肉体结在最初并不会使人生病，只有当虚结转化成实结，当实结发展到一定程度后才会导致病变。尤其是肉体实结在外伤六淫、饮食、劳顿等恶劣的条件下，才有可能立即病变，转化成疾病。

很多人会突然得病，总误认为病是突然来的，其实不然，所有的病都是潜伏在你身体里很久了的，只是那些潜伏的各种结，如气结、痰结、湿结、寒结、炎结等，还没有发展到质变阶段，还不能突变，故没有直接在体内"揭竿造反"。

人有三大偏好，于是产生三个不同层次的疾病和结

前文讲过，人不只是肉体人，人还有心理人、心灵人。人是身、心、灵的统一体。中医对人的三大偏好有详细思考：

一是肉体偏好——供排失调则生病；

二是心理偏好——供排失调则生病；

三是心灵偏好——供排失调则生病。

人与天要合一，怎么合一？目前看来在物质上是采取偏好合一，是选择性认同。说白了，人在物质上的合一是进化十分缓慢的。几万年前，动物也并不是什么草、树叶都吃，它们也是选择性的吃。今天的人类，也并不是什么都吃，也是在进行选择性地吃。虽然吃的品种已越来越多，吃的范围已越来越大，但依然只是局部实现了天人合一，而没有实现整体天人合一。

因此，对肉体来说，有毒的或无毒无用的物质还大量存在，还不可能实现真正的天人合一，除非人的基因彻底改进。

我们再来看看人的第二个进化阶段——心理偏好。人由自然人进化成了能合作分工的社会人，人有了文化、思想，有了社会情感，有了尊严需求，形成了团队、社会、国家、民族的交往习惯偏好。社会人需要认同、理解、欣赏、合作、同志等，如果一个人在社会群体中得不到他想得到的偏好，那他就会反射到他的肉体上，就会生出疾病来。

对许多开奔驰的人来说，他要的并不是速度，而是路人的注目礼，这就是心理需求之一。

中医讲七情致病，这显然是对的，而且，中医讲七情分别对应身体不同部位，人产生什么情绪、思想，就会在对应部分生产出"结"来，结一多就是病灶，癌症就是这样生出来的。

当今社会，心理错位、失衡现象严重，每天网上几乎都有跳楼的、杀人的、强奸的等等，这都是心理营养和毒素供排失调的结果。

心理生病的两大原因：

一是，心理营养素欠缺——供不足；

二是，心理瘀毒多余——排不出。

心理致病主要是缺乏关爱和排不出毒素。这个世界物质极为丰富，真正最缺的是关心和快乐，没有关心哪有快乐幸福。

依此类推，还有一种最为严重的疾病，那就是心灵病，又叫灵魂病。灵魂病是宇宙精神缺失病，是不能实现天人合一。当然具体来说也是有两种原因导致。

一是，缺精神营养素——如正信、大爱；

二是，多精神垃圾——如迷信、狂妄。

灵魂病的关键是心出了毛病。这种毛病十分可怕，它会直接左右心理，会间接影响肉体。

心灵——决定心理健康与否；

心理——决定肉体健康与否。

因此，中医治病如果不能从整体三个层次上搞清得病的原因，那是不可能治好病的，是更不可能成为大家的。

中医系统地揭示了人为什么会生病

《内经》总结了三种因素：

天地干扰——自然界六淫致病——不通；

社会干扰——人际中七情致病——不通；

身体干扰——体质内紊乱致病——不通。

几乎每个人都生过病，但人为什么会生病呢？您有没有想过这个问题？找到答案了没？如果您还没找到答案不妨听听专家是如何解释"人为什么会生病"这个问题的，仔细观看，您一定会受益匪浅的。

为什么会生病？这个问题看上去很傻，好像只有医生才需要深究。这是将我们的生命交给医生，自己则对生命不负任何责任。于是许多人一旦步入中年，百病缠身。按常理，医生们应该妙手回春。只要搞清了生病的机理，对症下药，没有治不了的病。只可惜，医生尤其是现在的医生很多时候并没有搞清楚为什么生病的问题，于是乎种种疑难杂症纷至沓来，医院人满为患，多少家庭为此倾家荡产。每次去医院（因为工作关系，经常去医院），不免感慨万千。可以说，搞清楚这个问题，事关每个人的人生、家庭幸福。正如俗语说的，"没什么不能没钱，有什么不能有病"。

学习传统文化之前，囿于西医之见，认为生病是因为是细菌的入侵。这是一种简单的机械论。要用药杀死细菌。这种认识只能医治一部分病。有一些则是冤枉吃药，或是只能缓解病情。还有一些则被宣布为不治之症。

接触中医之后，又进了一步。中医从系统去考察生病的原因，根本上说是阴阳失调，"一阴一阳之谓道，偏阴偏阳之谓疾"。阴阳平和，百病不生。具体的根源有：饮食不节，暴食暴饮，君不见有街市处皆酒楼，胃不撑坏不停筷，"人生得意须尽欢，莫使金樽空对月"。劳逸失调，麻将、电游通宵打，积劳成疾。再加上外感六淫，自然界风、寒、暑、湿、燥、火，内伤七情，喜、怒、悲、思、忧、恐、惊。喜伤心，怒伤肝，悲伤肺，思伤脾，恐伤肾。找准了这些根源，开出药方，饮食有时，劳逸有度。再加以汤药调和，或修身养性，如琴书怡情，或导引强身，如太极、形意，无不中的。然而，还是有很多疑难疾病，药石难及。看来，更深、更广的根源还没找到。

学习道家传统性命学说后，我才知道，中医说的阴阳还是局限于后天，没有涉及先天，因而难起沉疴。人体由性命组成，性就是精神（心），命就是肉体（身）。精神为阴，肉体为阳。更深刻的健康之道，除了保持肉体的阴阳平衡，更要保持精神与肉体的身心平衡。这才是更高层次的"一阴一阳谓之道，偏阴偏阳谓之疾"。

从这个理论出发，我们就很清楚地看到，病有两种：一为身病，一为心病。心病并不仅是精神失常、抑郁症之类的，更多的根源是日常行为思想出了毛病，贪婪、嗔恨、痴迷无所不在，爱财爱色爱虚荣，无所不用其极。身病也不仅仅是风寒暑湿澡火等客观原因，更有思想出轨、恶习、恶念层出不穷之深层的心病原因。找不到根源，用尽良药也枉然。佛经上说，身有三疾……为患轻微。心有三疾，贪嗔痴为患深重，唯佛良医，能为制药。

中医治病的方法——供+调+排

如果仅从中医讲的气入手去对身体进行望、闻、问、切以及八纲辨证等，是很难全面理解中医治病八法的——汗、和、下、吐、温、清、消、补。

中医八法实际上是八术，并不能称之为八种方法，中医八法是从千百种经验医术中提炼出来的，但我认为仍然没有表达出本质和规律性的真理上来，经验并不等于真理。

我认为八法可以进一步归纳为三法：

中医养生治病方法=供+调+排。

供=向身心灵提供偏好性营养素；

调=将输入的营养素分布均匀；

排=将废物、垃圾、毒素清除出去。

三者缺一不可，供是前提，没有向身心灵提供充足的营养素，就谈不上调匀和排毒等后两个环节。

我八十年从医，遇到过无数奇怪的病，有时，根本从古方中找不到有效的方法，我只好从我自己悟出的营养中医学中找答案，许多病居然都这样治好了。

我懂得了生命医学，为了给病人治疗，经千百次调试、修正，我推出了一款——三通养生茶，这种茶分为甲型和乙型两个型剂，专门为虚实两种不同体质的人提供营养素和排泄力，以便打通经络、气血和脏腑，从而达到祛病养生的目的。

三通养生茶是我悟透了中医整体治病养生的秘诀后提炼出来的内部制剂，常规病我很少用，一般只有出现特殊病号后我才用之，用后的人大都叫好。

下面我们再来看看中医养生治病的方法总结：

健康的表现形式——通；

健康的关键要素——供；

健康的重要手段——调；

健康的最后环节——排。

供什么？这里再强调一下。你窗户的玻璃被狂风吹掉了，当然不能用一块木板去补上，而是要找一块更结实的优质的玻璃去补上。

人生病也一样，人缺某种营养甲，我们当然不能用营养乙去替代，否则，那是添堵、添垃圾、添新毒。正确的方法是缺什么补什么，缺多少补多少，何时缺何时补。供有三要：

一要——供对缺什么；

二要——供足缺多少；

三要——供得及时点。

目前中医治病主要是用药物，并辅之以食疗。

那么，中药是什么？

中药在本质上是比食物有更高纯度的营养素、排毒素和调和素。药对路后便能立竿见影，向病身提供供、调、排三种能力，就能恢复健康。中医师要记住：药是高纯度的营养剂、调匀剂和排瘀剂。当然，有些病并非都有相对应的药材了，因此，食物治疗就是最普及的方法了。

由此可见，市场上的许多营养品也是可以用来治病养生的。

最后重提一下，人为什么生病？

原因一——身心灵缺营养；

原因二——身心灵营养足而不均匀；

原因三——身心灵毒素未排出。

尽量开启生命强大的自愈力

动物受伤了是没有医院进的，只能靠自己身体内的自愈力自我修复。壁虎的尾巴断了后，没几天它自己又长出一个全新的尾巴来了。人不小心切菜时把手指划了一条口，包扎一下后不到十天就基本上自我修复了。每个人一生身上都会多少受些伤，但要不了多久便会自动修复。

除了身体有强大的修复力之外，心理、心灵也是有强大自愈力的。

如今天你被老师批评了几句，心里很不爽，但过了不到一个小时，你听了几个笑话后便将前面老师的那个批评忘到九霄云外去了。这就是心理的自愈力之一——转移自愈法。

其实，我们每个人身上都有十分强大的自愈力，人体自有大药，许多病都可以用供排调的方法进行自我修复。

面对疾病，我们不要有病乱投医，要认真倾听身体自己的声音，因为我们的身体有着很高的智慧，它自身就是一个很好的医生——一种功能强大的自愈系统。一些疾病在自愈力的掌控之下完全可以消除。反倒是一些人为的介入打破了身体这种与生俱来的平衡、削弱了自愈系统的能量。所以，并不是所有的疾病都要求助于医生和药片来解决。如果我们能够听从身体自愈力的召唤，尊重人体自由的规律。我们身体保健和养生就一定能事半功倍。

中医认为，人之所以头脑清醒，是因为清气上升，浊气下降。清气上升，人的头脑、耳目等都得到滋养，耳才会清，可辨声音、语言；目才会明，可以看近远、辨颜色；头脑清楚可分析是非。浊气下降才有大小便的排泄。如果清气不升，浊气不降，就会产生头痛、头晕。百会穴能使清气上升，浊气下降，治愈头痛、头晕，这叫作升提阳气。

有意思的是百会穴不仅能治疗低血压，还可以治疗高血压。低的它可以升，高的它可以降，这种人体穴位奇特的双向功能向我们展示生命的自我调整能力。所以《玉龙赋》中说"卒暴中风，顶门百会"，即用顶门穴和百会穴来治疗中风病。

如何才能使生命保持健康长寿

对于生命的健康长寿来说，绝大多数人的努力都是负努力，都是在自杀。为什么这么说？因为《黄帝内经》早就说了：法于阴阳，和于术数，食饮有节，起居有常，不妄劳作，故能形与神俱，而尽终其天年，度百岁乃去。

这里共讲了长寿的五个要素，这五个要素可进一步提炼成三大模块，三个方面：

第一个层面——肉体保养——身——人；

第二个层面——心理保养——心——地；

第三个层面——心灵保养——灵——天。

身体层面=吃得好+睡得好+拉得好；

心理层面=不悔+不烦+不忧；

心灵层面=静心+正心+和心。

今天的智力人，本来可以活120岁甚至更多，但由于贪吃、贪酒、贪色，以致精气耗尽，真元匮乏，只图一时痛快，违背养生之道，故而大大减少了应活的寿命。

从心理层面来说，七情紊乱是减寿的重要因素，怒则气上，喜则气缓，惊则气乱，思则气结，悲则气消，忧则气郁，恐则气下。

百病生于气，气动则心摇，气乱则人病，气绝则人亡。

如果七情减寿不方便大众记忆，那我还总结了三招保命延寿的技术：

对过去——不后悔；

对现在——不烦恼；

对未来——不恐惧。

一个人在心理上只有做到了这三点，那他就能保命延寿。

心灵层面的保命延寿，绝大多数人终其一生都未顾及。为什么？因为人有两把沉重的枷锁，第一把是肉身，第二把是社会名利。老子说，我的一切担忧，都是因为我有肉身，我如果没有肉身，便没有任何可担忧的。

名和利是作为社会人所共同追求的，许多人都从一般追求变成了贪婪追求，都沉迷在万丈红尘中不能自拔，不想回头。古代智者对解决这两个问题提出了许多独特的建议——关键是修心。

儒家——提出了正心；

道家——提出了静心；

佛家——提出了和心。

心为什么要正？

因为儒家讲入世，讲人与人打交道，在人与人打交道中最重要的是什么？当然是不欺心，不把别人当傻子。那么要怎样做呢？只有把心摆正。

心为什么要静？

道家更关注自己的肉身。肉身中有三套指挥系统，第一套是自主神经系统，是从父母基因中带来的，也是有史以来人类智慧的打包传递。而这套自带系统是不需要向后天学习的社会智力指手画脚的。后天智不仅帮不了先天智，有可能还在帮倒忙。为了有效恢复先天智，我们的后天智最好保持安静，保持天为。

《黄帝内经》说"神太用则劳，静以养之""静为养生之本""静则神藏，躁则消亡"。《道德经》也说，"归根曰静，以静制动"。

心为什么和？

佛家讲活在当下，怎么活在当下？当然是与当下保持一致，保持和谐、和平、谦和。佛家明心见性，见性成佛。那么，佛见的是什么呢？空性，色即是空，空即是色。若见诸相非相，即见如来。不执于名、相、性，无可无不可。

现在我们知道影响寿命长短的三大因素，那么，是不是这三大因素是平级的，同等重要的呢？《黄帝内经》认为不是，心灵修炼是摆在第一位的，其次才是心理因素，最后才是肉体因素。

为什么这么说？因为是心灵主宰心理，心理主宰肉身，故一个人要想把握好保命延寿的三个方面，那就得有主次有重点，先抓根本矛盾，才能真正实现保命延寿。

一个人是否能保命延寿，不是由辩证法决定的，也不是由因果决定的，而是由人生境界决定的。许多中医师都只强调"法于阴阳"，只强调阴阳调和，而忽略了《黄帝内经》中特别强调的保命延寿的认识境界。

《内经》中对保命延寿有四种不同层次的境界。

最高境界——真人——与道同生；

次高境界——至人——通达于道；

较高境界——圣人——顺从于道；

较低境界——贤人——符合于道。

无论哪层境界的人，都懂得开源节流。开精气神积累之源，节浪费精气神之流。

中医治病养生的核心概念绝不只是辨证医治

中医最大的问题是世界观的问题，如果不重新认识《黄帝内经》中的关系世界观，而错误地局限地认为中医使用的只是辩证世界观，那中医就难有未来，就没有真正全面地理解中医。

传统中医大家对中医的解释是十分有局限的，绝大多数中医大家都认为讲中医的哲学就是讲辩证法，显然这是片面的、狭窄的、局限的。

《黄帝内经》的前几篇就反复说了一个总观点——关系进化。

气是关系进化的基础，也可以说是进化的大前提和物质基础。

而关系进化的重点既强调人的进化又强调人是宇宙关系进化的总和，表现为关系进化的最高级结晶。

而中医的辨证医学更侧重阴阳进化平衡治百病，不侧重动态进化也能治病，如一般感冒不治，等几天也会好的。

关系进化是比辩证进化更高一级的哲学概念，在关系进化中，辩证进化只是初级进化和基本的弱智进化形式，除了辩证进化之外，还有较高级的因果进化和最高级的境界进化。

初级进化——辩证进化——低智进化——初级把握世界；

中级进化——因果进化——中智进化——中级把握世界；

高级进化——层次进化——上智进化——高级把握世界。

《黄帝内经》中讲的五行五要素配伍等侧重的已非辩证进化，而侧重的是冠军要素组合论。

《黄帝内经》中讲养生治病是有层次和境界之分的，如真人、至人、圣人、贤人等就是明显的层次论，而非辩证论；又如病在面上、腠理、气血、五脏六腑、骨髓中就是讲的疾病的"生长"程度层次，而非辩证法，再如中医八法就是利用宇宙中的万物来治病，而并非只侧重辨证施治；还如人有身心灵三个不同层次的疾病，高一级的疾病会主宰和控制低一级的疾病，只有治好了。

中医的根本问题是中医哲学的问题，是世界观的问题。我认为辩证的中医观太狭窄，根本没有揭示《黄帝内经》等中医古籍中的基本原理。原理都错了，还谈什么治百病。

因此，中医哲学一定要从纯粹的辩证关系哲学扩展到因果关系进化、层次关系进化哲学，才会重新正本清源，将中医发扬光大；才会更合理地解释疾病和养生大智慧。

因此，养生要注重五个方面的平衡。

生活中养生总是说中医养生什么什么的，但是中医养生有哪些观念呢，中医专家介绍说中医养生的观念主要包括四方面，预防观、整体观、平衡观和辩证观，下面是具体介绍。

中医学在长期的发展过程中形成了较为完善的预防学思想和有效的防治原则。早在《黄帝内经》中就提出了"上工治未病"的理念。"治未病"是中医药奉献给人类最先进、最超前的思维。"治未病"的实质是"人人享有健康"。发挥中医学特色和优势，以"治未病"为核心，有效地提高人类的健康水平，促进和谐社会的建设。

养生文化和养生学与社会医学、心理医学、预防医学、行为科学，甚至是天文地理等等都有很大的关系。"上知天文，下知地理，中知人事，可以长久"。

能否健康长寿，不仅在于是否懂得养生之道，而更为重要的是能否把养生之道贯彻应用到日常生活中去。

养生要注重五个方面的平衡，分别是人与自然的平衡、人与社会的平衡、人体阴阳的平衡、人体脏腑的平衡、气血经络的平衡。

而在这其中，对于当今社会，人们尤其要注意人与社会的平衡。健康的生活习惯和心态是最为重要的。常观天下之人，凡温和者寿，质之慈良者寿，量之宽宏者寿，言之间默者寿。盖四者，仁之端也，故曰"仁者寿"。总结起来，就是温和、善良、宽宏、幽默。

养生和生活的关系决定了养生观点的多面性。

中医治病应从治肉体物质病转向治关系病

中医无数经典都十分重视对关系的调整来治理百病。下面我们集中研究一下《黄帝内经》中通过调整关系理顺关系来治病养生长寿的论述。

《素问·上古天真论》说：人要想活百岁，就要懂得和按照天地间阴阳变化的规律来生活、工作和做人，来调整自己身体的阴阳变化。

《素问·四气调神大论》指出：人的健康长寿应顺应自然变化的规律，按春、夏、秋、冬的特征来展示养生之道，要懂得春生、夏长、秋收和冬藏的变化规律，人的养生也要以这一规律为依据。顺之者昌，逆之者亡。我们平时若经常违逆四时阴阳变化的规律，致使体内阴阳之气紊乱，紊乱一出，就会破坏基因的正常程序，生出百病。

《素问·生气通天论》说：人与自然界是相能的，通则健康，不通则痛，百病丛生。依此类推，人与他人、与社会也应是相通的，若不通则情智逆行，身体则会被七情所伤。

《素问·阴阳应象大论》指出：阴阳的相互作用是自然界的一般规律，因此无论是对疾病的治疗还是养生，都应以调和阴阳的关系和谐进化平衡为原则。

只要一篇篇解读下去，就会明确一部《黄帝内经》就是从关系进化的角度来谈论养生治病的。具体谈了肉欲体内部的关体系、身心关系和人与他人、自然万物、四季的关系。关系和谐进化平衡则健康长寿，关系紊乱，则百病丛生。

任何一个中医师治病，如果不能从协调关系入手，不去摸清关系为什么紊乱的原因，那是根本治不好病的。

这里有一点要讲清楚，传统中医里有许多大师过多地强调阴阳的物质的进化平衡，过分强调物质肉体的机械运动，过分强调能量的增减，而严重忽略了非物质性的"关系疾病"，因此，不能从根本上解决疾病。

人的全部疾病都是关系紊乱病，主要表现如下：

肉体病——是肉体内部关系紊乱而生；

心理病——是人与外界关系紊乱而导致身心关系恶化所生；

心灵病——是人与天地宇宙精神相背所生。

说来说去，一切疾追根溯源都肯定是关系紊乱所致。

因此，养生治病，我认为必须从追问关系紊乱的原因着手，才是正道，从其他途径入手都是歪门邪道，难以抓住病根，不仅治不好病，甚至还是耽误治病时机，使病情恶化。

近现代中医治病，主要是开发和丰富了辨证施治方法，对《黄帝内经》等古代中医哲学中的因果要素关系和层次关系治病的方法还开发得不够，还有很大的局限性。其实中医只要上升到关系哲学，便能适应当今互联网时代，便能开发出无限的潜能。

我非常看好中医的未来，我坚信中医将在20年后成为全球医学的主流，关键是要从旧的辩证哲学发展到关系哲学，否则，前景亦不会乐观。

我要提醒中医专家和中医爱好者：中医绝对不只是一门老古董，中医是一门最开放的、最现代、最具活力的低成本高效率永恒医学。

几年前有一位患者从北京打来电话，说是被西医判了死刑，要找我来看看，我说来吧！给他检查后我说："给你缓刑三年。"他开始吃我给他开的中药，三年后检查，症状完全消失。我嘱咐他再吃点药巩固巩固。

死刑、死缓、起死回生，为什么会这样？因为中医在很多地方远胜于西医，有效就是硬道理，你不相信也得相信。你说它不科学是经验主义，你说什么都好，但它能够治好病。

我认为中医最大问题理论体系的整体构架问题，中医绝不能教术，而应将清晰的中医的整个体系是从哪里来的教给学生，要授之以渔，而非授之以鱼！

我认为中医最能让大众听得懂的养生治病原理是：

中医养生治病原理=苦+堵+通。

广大中医后学者爱好者只有从这个公式出发，再发理解经络、气血受阻、阴阳失衡、七情所伤、六淫致病、八法治病等无数中医概念。否则，就很难对中医有整体把握，很难对养生和治病有独特效果。

这些年我一直在思考这个问题，许多西医的学者、专家经常说我仅凭"疗效"是不能支撑中医的，我知道他们说的是对的，中医单纯强调"疗效"是舍本逐末的，中医的出路是中医的科学性的整体发掘与展示。我虽然已近百岁，余时不多，但我一直都在思考这个问题，并不时记上几笔所思所得。

中医养生治病在层次上要抓住的几个问题

一是抓住灵魂问题。

每个生命体都大致可分为身心灵三个层次，身体层次是最低的，心理层次是中间的，灵魂层次是最高级的。

根据层次法则可知，高一级的层次可以主导和管理相对低一级的存在形态，即：

心灵——主宰——心理；

心理——主宰——肉体。

如心是人身的最高主宰，《黄帝内经》以君主之官称之，它主宰一切，故有"主不明则十二官危"之说，有"得神者昌，失神者死"。

因此，我们讲养生治病，肯定要抓重点抓主要矛盾，要像打鱼的渔网一样提纲挈领，方能高效解决问题。

因为我们许多肉体生病都是因为心理生了病而导致的；心理生了病都是因为精神出了问题，灵魂出了问题。如果说养生治病只就病医病，就不可能彻底解决问题。

这正如小孩的问题是出在父母老师身上一样，而父母老师的问题却又是出在国家教育目标定位上一样，如果教育定位错了，那么就可以肯定小孩的教育肯定要出大问题的。

很多肉体的病，只要调整心态、心情、情绪、视角就慢慢自愈了，而不一定要对肉体打针吃药。依此类推，许多心理病也只要调整灵魂就够了。

毛泽东治理国家、军队和党，为什么一定要以阶级斗争为纲？为什么要从"灵魂深处闹革命"？这都只因为他老人家知道抓住身心灵中最高层次的灵的问题，其他低一级或几级的问题便会迎刃而解。毛泽东治国就是治吏，吏治不好，人民不可能好的。

三是要把握宇宙节奏和频率。

节奏有三个层次：

一是——肉体生命的生物性节奏和频率；

二是——社会文化活动性的节奏和频率；

三是——宇宙自然生态的节奏和频率。

在这三个层次的节奏和频率中，肉体一定要服从社会人文的节奏和频率，社会人文的节奏和频率一定要服从宇宙生态的节奏和频率，如果个体生命的节奏和频率过快或过慢，就会得出不同步病。

如大自然有四季，那么，是人去适应春夏秋冬，而不是四季去适应人，这就是一个对层次问题的认识问题，而非辩证法能解决的问题。

节奏不同步，节奏一乱，百病丛生；

当今时代，许多疾病都是因为节奏和频率与更上级不同步导致的。如肉体需要动静适度，要休息，要过简单、慢、悠闲、安静、快乐的生活，而如今社会却正好是反的。因此，两者便出现了乱节奏乱频率问题，于是百病丛生。

正如生命的自然展开也是有稳定的节奏和频率的，企业家在商务活动中也是有节奏和频率的。

一个人不懂得进、退、停，该进的时候优柔寡断，该出手时不出手，正如炒股，该退的时候，该停下来静观其变的时候，不能停下来，那肯定是要"跳楼的"。

进、退、停是人生中最伟大的节奏和频率学，一个人如果不懂得这三个字的妙用，失败是必然的，阴沟里翻船是十分正常的。

北方人为什么一到南方就易生病？

也是因为南北的生态、气候、饮食等多方面的节奏和频率不同造成的。

节奏错位必生病变，如过劳死便是打乱了人的自然生活节奏，该睡时不睡，该起床时不起床。许多人的"黑夜比白天多"，晚上11点到次日1点是子时，是阴阳交泰点，既养阴，又壮阳，是睡眠的最佳时间，如果错过了，就易生病。

中医气化整体的七大养生治病的观念

中医的健康观早在《黄帝内经》中就已经确立了，即"天人合一"的健康观，"形神合一"的健康观，"阴平阳秘"的健康观，"正气为本"的健康观。此外，《黄帝内经》中把头发、牙齿和肌肉作为衡量健康状况的重要标志。中医学理论的主要内容，从病因、病机，到诊法、辨证，再到养生防治，以及脏象、经络等各种理论，几乎都是围绕着中医学对健康观念的认识而次第展开的。了解中医学的健康观，将能够很好地指导我们日常保健和调养。

天人合一的养生观。

中医学"天人合一"的概念是中国古代哲学概念，是指人生活在天地之间，宇宙之中，一切活动与大自然息息相关，这就是"天人合一"的思想。中医学认为：人体有自己的生命活动规律，与自然界具有相通相应的关系，不论是日月运行，地理环境还是四时气候、昼夜晨昏，各种变化都会对人体的生理、病理产生重要影响。例如：自然界的四时气候变化就能直接影响到人的情感、气血、脏腑以及疾病的产生。在这种思想指导下，中医养生学认为人类必须掌握和了解四时气候变化规律和不同自然环境的特点，顺应自然，保持人体与自然环境的协调统一，才能养生防病。

天人合一就是要顺应自然。道法自然就是要顺应四时，提高人体对自然界变化的适应性调节能力。最简单地说就是人们常说的"凉了穿上，热了脱"。四时的气候是：春生、夏长、秋收、冬藏的交替过程，影响人体生理功能，从而出现相应的变化。

形神合一的养生观。

祖国医学认为人体是一个高度复杂而完善的统一体，人身由"神"与"形"组成。"形"指形体结构，包括五脏六腑、经络、四肢百骸等组织结构和气血津精等基本营养物质;"神"是机体生命活动及情感意识的体现,是人体精神、意识、知觉、运动等一切生命活动的最高主宰。

中医学"形神合一"理论来自《黄帝内经》,这种理论始终都是建立在客观生理结构的基础上。首先从生命起源来看,是形俱而神生,即认为先有生命、形体,然后才有心理活动的产生。形神合一观认为:神是形的主宰,形是神的物质基础,两者既对立又统一。

其中,形是指躯体、身体,神是指思想、思维。中医学提出"形神合一"乃是强调形与神的密切联系。只有当人的身体与精神紧密地结合在一起,即形与神俱、形神合一,才能保持与促进健康。有研究表明:高血压、冠心病和糖尿病等病症与情绪焦躁、心态不平衡有着密切的关系,开朗的性格、平和的心态是健康长寿的根本所在,这与中医的"形神合一"观不谋而合。

阴平阳秘的养生观。

阴阳是宇宙中相互关联的事物或现象对立双方属性的概括,阴阳分别代表一定属性的物质和功能,如人体内的气为阳,血为阴,兴奋为阳,抑郁为阴。"平"是正常的意思,"秘"是固守、固密的意思。"阴平阳秘"表示阴阳既各自处于正常状态,也具有相互协调、配合关系。"阴平阳秘"作为人的健康态,体现在生命活动的不同方面和不同层次上,如酸碱平衡、血糖平衡、代谢平衡等。此外,"阴平阳秘"还体现在人体活动的一种有序稳态上,这类似于现代科学所指的"内稳态"。"内稳态"是指人体在生理上保持平衡状态的倾向,如人体的体温、血压、血液内的酸碱度、血糖浓度等均为"内稳态"所调控,如果我们的身体达到这种稳态的话那就是健康的状态。

正气为本的养生观。

中医学中的正气是相对邪气而言的,是指人体的机能活动和对外界环境的适应能力、抗病能力及康复能力。中医认为疾病发生和早衰的根本原因就在于机体正气虚衰。正气充足则人体阴阳协调、气血充盈、脏腑功能正常,能抵抗外邪,免于生病。正气不足则邪气容易损害人体,机体功能失调，产生疾病。当邪气侵袭时，若邪气弱不足以与人体正气相抗衡时，则邪气被正气驱逐、消灭或暂时潜伏在体内，均不会发病；只有当邪气较重而能同正气抗争以引起较强的反应时，人体才出现证候（症状、体征等），即为发病。

动静结合的养生观。

动与静，是自然界物质运动的不可分割的两种形式，动中有静，静中有动，二者共同构成矛盾的统一体。人在生活中，也应保持动、静结合。心神宜静，形体宜动。也就是说"精神极欲静，气血极欲动"。或者说"静养精神，动养形体"。在动中要求动静适度，"过动则伤阴，阳必偏胜，过静伤阳，阴必偏胜"。但在动静两者中首先要求动，只有如此，才符合生命运动的客观规律。

治未病的养生观。

《黄帝内经》中提出"不治已病治未病"的观点。喻示人们从生命开始就要注意养生，在健康或亚健康状态下，预先采取养生保健措施，才能保健防衰和防病于未然。这种居安思危、防微杜渐的哲学思想是中国文化的精华。

中医学在长期的发展过程中形成了较为完善的预防学思想和有效的防治原则。早在《黄帝内经》中就提出了"上工治未病"的理念。"治未病"是中医药奉献给人类最先进、最超前的思维。"治未病"的实质是"人人享有健康"。发挥中医学特色和优势，以"治未病"为核心，有效地提高人类的健康水平，促进和谐社会的建设。

养生文化和养生学与社会医学、心理医学、预防医学、行为科学，甚至是天文地理等等都有很大的关系。"上知天文，下知地理，中知人事，可以长久"。

能否健康长寿，不仅在于是否懂得养生之道，而更为重要的是能否把养生之道贯彻应用到日常生活中去。

大爱无疆，仁者寿

人性当然是指人与其他一般动物在本性方面的区别，也就说人性是人应该所具有，但一般动物所没有的本性。那么这个本性又是什么呢？

人的本性是不满足，不满足是指人们都不甘寂寞，不满足于现状，都希望我或者我们的人或事物更好。其中人们"都希望我或者我们的人或事物更好"的本性意识就是感情。

感情有大情和小情之分。大情是相对于小情而言，在更大的范围内"希望我或者我们的人或者事物更好"，也就是在"大我"的范围内，"希望我或者我们的人或者事物更好"；相反，小情是相对于大情而言，在更小的范围内"希望我或者我们的人或者事物更好"，也就是在"小我"的范围内，"希望我或者我们的人或者事物更好"；相对而言，人可以具有大情，而一般动物却只有小情。

比如，人可以对家人有感情，也可以对亲戚、邻居和朋友有感情，也可以对家乡和祖国有感情，也可以对所有生物和动物有感情，而一般动物呢，比如狗只对自己的孩子以及自己的主人有感情。显然，人性在本性意识上的表现就是人类所可以和应该具有的大情。

那么，大情所表现出来的行为又是什么呢？是大爱的行为。什么是爱？爱就是由感情意识所表现的，人们渴求为我或者我们的人或事物无偿付出一些或全部自己所有的意识或行为。显然，爱的意识就是爱心，就是感情。

"爱"是一个知行合一的词，即：爱包括爱心和爱行。爱心就是感情连接的倾向，爱行包括爱的言行和爱的体行。

所以，大情就是大爱心，大情所产生的行为就是大爱行，而大爱心和大爱行的结合就是大爱。所以，人性就是大爱。大爱无疆就是最大的人性——爱所有生灵。

爱是世界上讲得最多，而又了解得最少的。

在人人都谈钱的今天，我来谈大爱，读者也许会觉得可笑，有尖锐者还怀疑我是不是有神经病：大爱有什么好谈的？大爱难道不是空洞的口号？大爱难道不是骗小学生的把戏？大爱难道不是所有恶棍、政客天天顶着的遮羞布……

面对以上问题，我必须要认真回答。其实，有时我也会认为在私欲猖獗的今天谈大爱是不现实的，大爱也不可能普及，因为世界上许多人认为没有无缘无故的爱，一切爱都是有条件的，有目的的。

大爱没落到今天如此地步，我想，要么是爱与我们个人或组织追求成功卓越没有什么关系，起不到什么作用；要么是我们并没有真正理解和掌握究竟什么是爱。我想说的是，大爱是一种觉悟，一种境界，不是有没有、真或假的问题，而是能不能到此境界的问题。对佛教徒来说，成佛是最高的追求，也许终生修持都不能证悟成佛，却不可一刻放弃这一激动人心的目标，否则学佛还有何意义？对凡人来说，大爱是最高的追求，也许终究不能到达境地，却不可轻率放弃这一温暖人心的目标，否则，做人还有何意趣？